NO 라고 말하는 간호사

NO 라고 말하는 간호사

Authorized translation from the Japanese language edition, entitled

異端の看護教育 中西睦子が語る

ISBN 978-4-260-02210-1

著：中西 睦子

聞き手・構成：松澤 和正

published by IGAKU-SHOIN LTD., TOKYO Copyright © 2015

All Rights Reserved. No part of this book may be reproduced or transmitted in any form or by any means, electronic or mechanical, including photocopying, recording or by any information storage retrieval system, without permission from IGAKU-SHOIN LTD.

Korean language edition published by HanEon Co., Ltd. Copyright © 2017

NO라고 말하는 간호사

나카니시 무츠코(中西睦子) 지음
마츠자와 가즈마사(松澤和正) 집필·구성
이민자 옮김

메디캠퍼스

일러두기

– 이 책에 사용된 일본식 표현과 용어는 한국 실정에 맞는 표현과 용어로 교체되었습니다.

– 이 책의 본문은 나카니시 무츠코 교수와 마츠자와 가즈마사 교수의 문답으로 구성되었습니다.

– 이 책의 본문에서 '●'로 시작되는 문장은 이 책의 구성·편집자인 마츠자와 가즈마사 교수의 발언입니다.

시작하면서

어떤 직업에 대해 교육하면서 다양한 제도적 역할을 만들어낸다는 것은 모순적이기도 하고 적당하지도 않다. 단적으로 말하면 요즘은 간호관리자에게 운영(주로 현상의 구조를 구체적으로 파악하고서 하는 관리)과 관리(당면한 문제를 파악하거나 처리하는 역할)라는 두 가지 면에서 지식이나, 경우에 따라서는 더 많은 이론이 필요하게 됐다. 그러나 대부분의 간호관리자는 좁은 의미로서의 '간호관리자'를 위한 매뉴얼 같은 교육만을 받기 때문에 병원 운영자로서의 관점을 가지고 있지는 않다. 필자는 연수나 그 외의 여러 교육을 담당하는 외부강사로 일해오면서 간호를 배우고 실천하는 많은 사람들을 만났다. 그 와중에 간호사의 제도적 역할을 충실하게 반영한 교육이 이루어지지 않고 있다는 사실에 희미하게나마 눈떴다. 그 시기가 1980년대에 들어서였다.

필자는 어떤 의미에서 다면성을 갖고 있는 간호교육을 어떻게 하면 합리적으로 정리할 수 있을지를 깊이 고민하기도 했다. 그리하여 얻은 결론은 "간호교육이란 간호현장에서 활동하거나 간호활동에 대해 교육하는 것과 관련된 사실이나 진리를 배우려고 하는 사람들에게 실제 상황을 제대로 전하는 일이다"였다. 이른바 제도적인 것과는 상관없이, 현실에서 다루어지는 것들을 가급적 숨기지 말고 밝혀나가는 것이 최선의 교육이라는 결론에 도달한 것이다.

그러므로 기초간호교육은 틀에 박힌 듯 지나치게 엄격한 기존의 방식에서 벗어나 학생들에게 조금 더 자유로움을 주면서 어느 정도 여유가 있는 방침으로 나아가야겠다고 생각했다. 그렇게 하기 위한 두 가지 방법은 다음과 같다. 하나는 얼마 전에 돌아가신 구로다 유우코 씨가 장기간에 걸쳐 훌륭한 간호활동을 실천하셨던 경우를 모델로 삼아 개인적 사명을 끝까지 추구하고 실천할 수 있도록 교육하는 방향이고, 다른 하나는 간호제도·정책을 검토하여 그것을 주로 따르면서 기존에 없던 넓은 의미의 간호현상을 추구하는 방향으로 나간다는 것이다.

그래서 이 책의 내용은 항상 이 두 가지 방향을 추구한다고 말할 수 있다. 이러한 측면들은 — 예컨대 이 책의 구성자인 마츠자와 가즈마사 씨도 말씀하셨듯이 — 필자의 냉소적이고 독단적이라고도 할 수 있는, 예리한 표현이나 현실주의 쇼크 등을 단적으로 표현한 것이라고 볼 수도 있다. 그러니까 이 책은 필자가 오랫동안 품었던 이른바 '의구심'을 표출한 셈이다. 그렇게 읽어주시는 독자 여러분들의 아량 있는 이해를 기대하는 바이다.

나카니시 무츠코

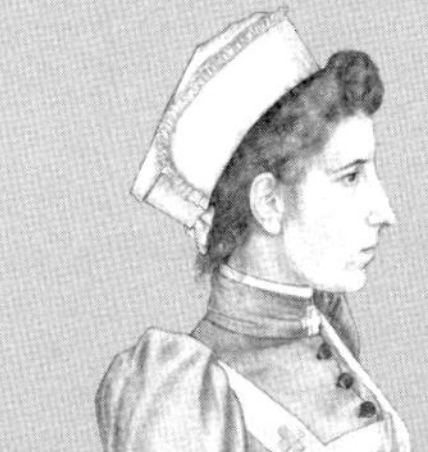

NO라고 말하는 간호사

차례

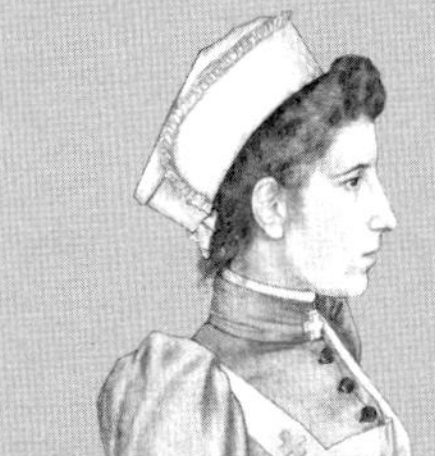

NO라고 말하는 간호사

제1장

교양이란 균형 감각이다

교양이란 균형 감각이다

● '간호'라고 하면 일단 여러모로 형식적인 면을 중요하게 여긴다든가 우선시한다는 면이 있지요. 이를테면 먼저 개념과 이론을 세워놓고, 그 개념과 이론을 기반으로 간호를 생각한달까요.

나카니시 현장에서는 그런 게 필요하지요. 현장에 나가서 가급적 빨리 상황에 적응하고 일을 처리하려면 말이죠. 그래서 저는 간호기초교육이 일의 노하우(기술)를 가르치는 교육이라는 것 자체가 나쁘다고는 생각하지 않습니다. 그러나 "간호기초교육으로 어떠한

인재를 양성할 것인가?"라는 고찰이 빠졌다고 봐요.[1]

예전부터 제가 진학 과정을 담당하는 선생님들께 말한 게 있어요. 간호사 자격증을 취득하기까지 학생들을 열심히 지도해온 선생님들의 공로는 분명 높이 사지만, 결국 그 근본이 의사를 보조하는 간호사교육이다 보니 학생들의 기초 학력이 현저하게 부족하다는 거예요. 그래서 간호사 자격증을 취득해도 그 이후에 '심화'나 '발전'까지 이루어지는 건 아니더라고요. 그러니까 졸업 후 현장으로 보낼 때 "축하한다"고 말하기보다 "명복을 빈다"고 하는 게 더 맞는 말이겠죠. "여러분은 이제 초보자고, 겨우 한 발자국 뗀 것에 불과한 겁니다"라고 말해주어야지요. "앞으로도 계속 간호사로서 살아갈 테니 멈추지 말고 당당하게 간호사로서의 길을 걸어야 한다"고 졸업생들에게 방향을 정확히 알려주어야 한다는 거죠. 그러니까 노하우(기술)를 가르치는 교육을 할지라도, 그 이후에도 경력을 쌓아서 거듭 발전할 수 있도록 연계시켜주는 것이 바람직하다고 생각해요.

---

1 여기서 말하는 '노하우를 가르치는 교육'이라는 표현에는 형식적·도식적이 된 지식, 기능, 사고 과정을 가르치는 교육이라는 부정적 측면이 담겨있다. 그 의미는 간호기초교육 중 노하우를 가르치는 교육은 단적으로 말하면 "현장에서 무엇을 할 수 있는가가 가장 중시되는 교육"을 말한다.
  이에 대해 조금 더 깊이 생각해보면, 간호사는 어떤 상황이나 요구에 대응하여 무엇이든 할 수 있으면 된다는, 그러니까 수동적으로 움직이는 존재로 있으면 된다는 말이기도 하다. 결국 나카니시 선생님의 "나쁘다고는 생각하지 않습니다"라는 말에는 간호사가 자율적으로 혹은 능동적으로, 또는 자율적이면서 능동적으로 움직일 수 있게 해주는 다양한 지식이나 사고력 등을 길러줘야 한다는 뜻이 담겨있다. 즉, 단순히 노하우만 가르치는 간호교육은 좋은 것이 아니라는 강력한 의향을 표현하고 있는 것이다.

● 제가 간호업계에 입문하게 된 계기인 오카무라 아키히코 씨[2]도 간호사들에게 일반교양이 부족하다고 하셨지요. 간호교육은 원래 의사들이 자신들의 부족한 일손을 보완하려고 간호사들을 교육하면서 시작됐으니까요. 그러니 그런 옛날 모델에서 벗어날 수 있도록 일반교양을 갖춘 간호사를 육성해야 한다는 말씀이셨지요.

나카니시　저도 공감해요.

● 그런데 제가 선생님이 하시는 말씀과 행동을 보면서 재밌다고 생각했던 점이 있어요. 간호교육과는 직접 관련이 없는 분야에도 늘 관심을 가지시는 부분이었지요. 예전에 선생님이 계시던 학과 장실에 가면 굉장히 다양한 방면의 책을 소개해주셨더랬지요. "이 소설 참 재밌어!"라든지 "이 잡지 한번 읽어볼래?" 또는 "이 책은 네 전문 영역인데, 아무래도 사이비 같아"와 같이…. (웃음) 그런 얘기들만 주로 하셨지요. 그리고 역사 교육이 중요하다는 말씀도 빠지지 않으셨고요.

그런 의미에서는 상식으로 통하는 일반교양이라는 것을 바로 선

2　1960년대에 베트남 전쟁을 취재했던 프리랜서 저널리스트이고, 저서인《남베트남 전쟁 종군기》(이와나미신쇼에서 출간)가 당시 베스트셀러가 됐다. 그 후 국제적으로 여러 현장을 뛰어다니며 보도하고, 만년에는 바이오에식스bioethics(생명윤리)를 일본에 도입하는 데 온 힘을 기울였으며, 호스피스나 정신의료 문제에 열중했다. 저서로《오카무라 아키히코 전집 1~6》(지쿠마쇼보에서 출간)이 있고, 마츠자와 카즈마가 쓴 평전《보도사진가 오카무라 아키히코》(NOVA에서 출간)가 있다.

생님 자신이 스스로 의식하면서 실천하셨다는 생각이 드는데요, 어떠신가요?

나카니시 '교양'이라는 말 자체가 요즘은 잘 안 쓰는 말이지만, 저는 나름대로 '교양'에 대해 정의를 내리고 있지요.

뭐, 이걸 딱히 '정의'라고 해야 할지, '대답'이라고 해야 할지는 잘 모르겠네요. 어쨌든 교양이라는 건 뭘 얼마나 알고, 어떤 책을 읽었는지는 별 상관이 없다고 생각해요. 그러니까 간단하게 말하자면 이런 거죠. "교양이란 어떤 상황이나 문제에 직면했을 때 나타나는 균형 감각이다"랄까요. 그래서 그러한 의미에서는 전문성이 필요 없지요. 뭐, 각각의 영역에 대한 특별한 지식이라는 것이 필요한 것은 아니잖아요? 균형 감각이라는 것도 다른 말로 하면 '호기심'이라고도 할 수 있는데요, 호기심이 없으면 균형 감각이라는 것이 나오지 않으니까요.

● 호기심과 균형 감각이 연결된다는 점이 매우 흥미롭습니다.

나카니시 그럼 이걸 주의 깊게 봐주세요.

● 뭔가 과제를 받은 것 같군요. 제가 선생님의 학과장실에 갈 때면 언제나 다 쓰러져가는 초가집을 향해 걸어가는 스님 같은 기분

이 들었어요. 그런 기분을 떠올리며 말하자면, '호기심'이라는 것은 다양한 것에 대해 저절로 관심이 가는 것이고, 그러니 일종의 균형 감각이라고 할 수 있겠네요. 하나에 집중하기보다 다양한 것들에 관심을 가지고 또 알고 싶어하는 거니까요. 그러니까 호기심에는 다양하게 생각할 수 있는, 일종의 비판적 능력으로도 이어지는 뭔가가 있는 것 같긴 해요.

나카니시 그러니까 호기심이란 게 뭔가를 위해서 노력하기보다 그저 재밌어 보이니까 여러 장르의 책도 읽거나 한다는 이야기예요. 헌데 그것이 노하우가 되면 이것도 보지 않으면 안 되고, 저것도 보지 않으면 안 된달까, 의무감 같은 게 되어버리는 거죠. 그러면 재미없어지잖아요.[3]

---

3 "교양이란 균형 감각이자 호기심이다"라는 말의 의미가 여기에서는 노하우나 의무감 대신 사용되고 있다. 주석 1의 문장의 "간호기초교육은 노하우를 가르치는 교육"이라는 말의 의미를 이 글로 생각해보면 "간호기초교육에는 애초에 일반교양에 나오는 균형 감각과 호기심이 자라는 조건이 빠져있다"는 지적으로 해석된다. 물론 노하우를 가르치는 교육, 즉 무엇인가를 할 수 있게 해주기 위한 교육에는 항상 의무로서 요구되는 '최소한의 능력'이 포함된다. 하지만 "실제로는 그것만으로는 부족하다"는 의미가 담겨있는 것이다.
나카니시 선생님의 이러한 문제의식은 "간호교육이 현재 임상에서 간호사가 즉각 대응하는 데 필요한 노하우교육을 요구하는 압력에 의해 균형 감각이나 호기심 같은 '간호기초교육의 밑바탕을 이루어야 할 본질(교양)'이 사라지고, 규율적이고 도구화된 기술 습득만을 위한 교육이 점점 강요되고 있다"고 염려한 데 따른다.

무엇이든 재미있게 해본다

● 그러니까 생각나는 것이 있는데요. 선생님의 저서 《My 격언집》에 나오는 이야기 중 하나예요. 선생님이 제게 일을 맡기실 때, 제가 자신 없는 표정을 지으며 "제가 할 수 있을까요?"라고 말하면 선생님께서 웃으시면서 "마츠자와, 무슨 일이든 재미를 갖고 한번 해보는 거예요"[4]라고 하셨어요. 그래도 자신감이 솟는 건 아니었지만, 어찌된 일인지 결국엔 "그래, 그렇게 심각하게 생각하지 말고 우선 재밌게 해보자!"라고 스스로 납득하고 있더라고요.

나카니시 그렇지요? 임상의 위급한 상황에서 재밌어하는 건 좀 곤란해도, 교육을 받을 때는 가능하지 않나요? 그러니까 예를 들면 응급헬기로 활동하는 의사나 간호사가 출현하는 TV 프로그램에선 말이죠, 굉장히 무거운 짐을 지고 땀을 뻘뻘 흘리면서도 생기 넘치게 "네, 알겠습니다. 곧 가겠습니다"라고 말하면서 헬기에 뛰어올라타잖아요? 그 장면을 보노라면 당사자들이 매우 재밌어한다는 생각

---

4 "무엇이든 재밌게 해보라"는 말은 "교양이란 균형 감각과 호기심과도 연결되어있다"는 말 같기도 해서 매우 흥미롭다. 물론 누구든 어려운 과제나 현실에 부딪치면 멈칫하고 주저하게 된다. 우리의 일상이란 항상 그와 같이 새로운 현실의 연속이고 말이다. 그러나 인간이 그러한 현실과 마주했을 때 그에 따른 문제를 해결하려는 것은 새로운 것에 대한 관용, 이해, 능동성을 나타내는 것이라고도 할 수 있다. 아울러 그런 것을 균형 감각이나 호기심이라고 표현하는 이유가 아닐까 싶다. 그리고 "바로 그럴 때 인간의 마음의 상태나 자세를 나타낼 수 있는 형태의 말이 재밌어야 한다"고 말한 것이라고 생각한다.

이 들어요. 그렇게 재밌으니까 계속할 수 있겠지요. 만약 의무감과 육체적 노동일 뿐이라고만 생각한다면 얼마 못 가 지쳐버리겠죠.

● 그건 그렇지요. 그러한 의미에서는 '재밌다'는 것이 '호기심'으로 이어지지요. 그러니 어떤 면에서는 '균형 감각'이라고 해도 좋겠네요. 하지만 누구라도 궁지에 몰리면 균형이라는 감각 자체가 사라지고 단지 한 발로 겨우 서있듯이 버티기 어렵습니다.

나카니시 그리고 바로 그 한 발이 툭 꺾여버리죠. (웃음) 그런 일이 안 일어나게 하기 위해서라도 매일 하는 일은 어쩐지 재밌어야 한다고 봐요. 물론 대개는 재미없지요. 하지만 찾아보면 재미난 점을 발견할 수도 있답니다.[5]

● 저도 선생님에게서 "재밌게 일해보라"는 말씀을 들은 뒤부터 지겨워질 때마다 "재미를 찾아보자!"고 일부러 소리 내어 말하곤 합니다. 하지만 어쩐지 최근에는 그다지 효과가 없어요.

---

5 무슨 일이든 시작부터 재밌으리라고 기대할 수는 없다. 그리고 재미란 쉽게 사라지고 없어지기 때문에 그렇듯 평범한 재미를 요구하는 것이 안이하고 수동적인 생각일지도 모른다. 그러므로 그러한 재미 등을 목표로 하기보다 "재밌어하자"라고 다짐하든가, 균형 감각이나 호기심 등을 유지하는 것이 뜻밖의 진실에 대한 재미를 발견하는 것으로, 능동적이고 창조적인 결과로 이어진다.

나카니시 그럼 마츠자와 선생 자신에 대해서 말해주셨으면 좋겠어요.

● 음, 솔직하게 말씀드리자면, 단지 저는 선생님의 말씀을 듣고 기록하는 일을 계속했기 때문에 선생님이 하신 말씀을 거의 따르고 있습니다만. 그러니까, 이 책이 널리 읽힌다면 제가 나카니시 선생님을 그저 대변한 것에 지나지 않는다는 사실이 알려지겠지요. 그렇다는 건 다른 한편으로는 제게 그다지 좋진 않겠지요. (쓴웃음)

나카니시 지금 갑자기 생각났는데요, '재밌어한다'는 것은 그런 상황에 처해있을 때는 아마도 무리일 거예요. 되돌아볼 여유가 생겨야 그 '재미'라는 부분이 보이지 않을까 싶네요. 사실, 열중하고 있을 때는 그럴 경황이 없잖아요.

● 이건 사람들이 하는 말이기도 하지만요. 제 경우도 선생님이 하시는 말씀이니까. (웃음) 스스로 자신에게 "재밌어하라"고 되뇌어도 왠지 더 세게 무리하게 돼요.

나카니시 그렇지만 요즘은 국가대표 선수가 올림픽에 출전할 때 "즐기고 오겠습니다"라고 하잖아요? 그럴 때 "우리가 낸 세금으로 나가면서 즐기고 온다고?"라고 말하고 싶어지긴 해요. 하지만 그런 말은 아무래도 시대적으로 잠시 유행하는 말이겠지요.

● 아니, 그래도 '즐기는 것'과 '재밌어하는 것'은 좀 다르지 않나요? 어감적인 면에서도 즐거움은 그대로 자기만족이지만, 재밌어한다는 것은 '어쩐지 재밌어하는 자신을 (억지로) 만든다'는 면이 있는 것 같아서요. 그러니까 스스로 하는 것과 남이 시켜서 하는 것이 결합된 것 같달까요?

선생님께서 "재밌게 해보는 거야"라고 말씀하셨을 때, 제가 그래도 납득할 수 있었던 건 선생님 자신도 그렇게 말씀하시는 걸 좀 재밌어하신다는 느낌이 들어서였어요. 그래서 즐기고 보니…, 같은 생각이 드는데, 지나친 걸까요?

나카니시 좀 지나친 생각일지도 모르겠어요.

● 그렇지만 '즐기다'보다는 설득력이 있다고 봅니다.

나카니시 그래요? 단지 재밌어하는 사람을 옆에서 보면 말이지요, 보는 쪽도 즐거워할 수 있어요. 하지만 '즐거워하는 사람'은 걷어차고 싶어지거든요.[6] (웃음)

그렇지만 "재밌어하면서 간호한다"고 하면 불같이 화를 내는 사람이 많을 거라고 봐요. 물론 "간호를 즐겁게"라는 표현은 잡지에서도 특집으로 다루잖아요? 그런데 "재밌어한다"는 표현은 하지 않았어요. 그 차이는 뭘까요?

● "재밌어하다"는 표현은 어쩐지 사람을 끌어당기는 여유나 놀이를 떠올리게 하면서 말이지요, 정작 깨닫고 나면 납득되어버리는 이상한 단어 같아요.

경험의 잔재물이 점점 쌓여가는 것이 교양

나카니시 교양에 대한 이야기로 다시 돌아가면요. 교양이란 공간적으로는 다른 문화 속으로 들어가야 하고, 시간적으로는 역사 속으로 들어가는 것이 필요하죠. 이 두 가지 면을 두루 살피지 않으면, 제가 말하는 균형 감각이라는 게 생겨나지 않아요.[7] 그러니까 교양이라는 것 그 자체를 배울 수는 없지만, 이것저것을 열심히 배우면서 경험한 덕에 무엇인가가 점점 쌓여가는 것이 교양이죠.[8]

런던 대학에서 오랫동안 경제학을 가르치신 모리시마 미치오 교수님이 이렇게 말씀하셨어요. 일본 학생들은 학부 단계에서는 영

---

6 이 말은 "재밌어한다"는 말과 "즐긴다"는 말의 차이에 대한 나카니시 선생님다운 예리한 비유적 표현이다. 올림픽에 나가는 선수를 선생님이 야유하시는 것 같지만, 실은 이러한 표현이 선수 자신의 다소 현실도피적 자기중심화로서, 궁한 나머지 즐거운 척하고 있는 것이다. 그래서 선생님도 선수가 즐기고 오겠다고 하면 "그럼 그렇게 해!"(라면서 걷어차주시겠다는) 표현을 한 것이다. 한편, "재밌어하다"는 말은 "스스로 즐거워하다"와 "자신을 즐겁게 한다"는 두 가지 의미가 담겨있다고 생각한다. 즉, "즐길 수 없을지도 모르지. 그래도 재밌게 해보자!"라는 어느 정도 체념 같은 의사 표시가 담긴 것이다. 그러므로 다른 사람들에게서 일종의 공감을 받을 수 있기 때문에 재밌어하는 사람을 보면서 즐길 수 있게 되는 것은 아닐까?

국 학생들보다도 성적이 훨씬 좋지만, 대학원에 들어가면 갑자기 역전 현상이 일어난다고요. 일본 사람들은 지식을 습득하는 일은 상당히 잘하지만, 비판적 사고나 창의력 같은 것이 자라날 수 있는 문화적 기반이 약해 교양이 부족하다는 거죠.

● 확실히 그런 것 같아요. 저도 그와 관련해서 오카무라 아키히코 씨가 하신 재밌는 이야기가 생각나네요. 영국의 노동 운동에 관한 이야기예요, 어떤 회사가 사택을 마련하려고 똑같은 집을 수백 채나 지으려고 계획했대요. 그런데 노동자들이 전부 똑같은 집은 싫다고 한목소리를 냈더래요. 자신들이 무슨 가축이냐는 거였죠.

그러한 사고방식은 하루아침에 생길 수 있는 게 아니라고 봐요. 그리고 그런 게 문화적인 거나 역사적인 거라고 생각해요. 그러니까 그러한 사고방식이 있고 없고는 전혀 다른 것 같아요.

---

7 교양은 '역사'나 '다른 나라의 문화' 같은 시간적·공간적인 면에서의 경험과 지식을 배경으로 생겨난다고 한다. 그러나 교양과 특정한 학문적 구분이 관련이 있는지 등을 지적하기보다, 시간성은 역사로, 공간성은 다른 나라의 문화로 표현하여 시간과 공간을 넘나드는 의식이 교양이 되는 원리를 조성하고 촉구한다는 뜻이다.

8 '교양'을 배운다면서 무엇이라도 익히려고는 하지만, 실은 특별한 기대도 의식도 하지 않기에, "이른바 '경험한 것'이 점점 쌓이는 것(결과)이 어느새 '교양'이 되더라"는 독특한 주장이다. 이는 개인적 배움이나 학습이라는 관점에서 파악한다면, "학습자 본인은 사실 자신이 배운 모든 것을 파악할 수는 없다"는 역설과도 관련이 있다.
간호교육 자체가 항상 전제로 삼아야 하는 교육의 목적·목표라는 것은 사실 자승자박적인 면이 있고, 아울러 표층적인 교육 평가 대상에 불과한 것은 아닌가 생각하는 바이다. 그 이외에도 자신에게 저절로 분명하게 남겨지는 것이 있는 바, 그것이 교양이 되고, 개인의 핵심이 되는 특성까지 만들어낼 수 있다는 뜻이다.

나카니시　그러니까 그러한 의미에서 일본 사람은요, 따라가지는 못할지라도, 스스로 깨닫고 노력하기라도 해야 해요. 안 그러면 대책이 없어요. 이왕 하는 말인데, 옛날 마을공동체 사회로 돌아가기라도 하려는 듯이 그야말로 자기 의견을 확실하게 말하는 사람은 왕따시키는, 그와 같은 경향이 아직도 남아있어요. 일본인들은 그러한 점에서는 민족적 진보가 이루어지지 않은 거죠.

● 그리고 선생님께서 자주 말씀하시는 게 있어요. 학생들이 교육을 받으면서 자기평가를 점점 낮추고 자존감마저 잃어간다는 것이었지요. 물론 선생님께서는 그러면 안 된다고 하셨고요. 그런데 저는 그것이 역사적으로 뿌리가 깊다보니 벌어지는 일이라고 봅니다. 역시나 사람이 그런 곳에서 살아간다고 주장할 수 있는, 그렇게 사실을 말하는 사람들이 많아져야 한다고 생각합니다. 그러니까 제가 선생님을 동경하고, 선생님의 독특한 교육론에 강하게 끌리는 것도 결국 저 자신이 존재감이 없고, 살면서 무력감 같은 것을 지우기가 아무래도 어렵기 때문인지도 모르겠어요.

나카니시　음, 어렵네요. 근본적인 문제라고 봅니다.

● 교육이 잘못된 게 근본적으로 큰 문제예요. 어쨌든 교육이 변하지 않으면 안 되요. 제가 할 일은 저 나름대로 선생님의 많은 말씀

이나 생각을 세상에 널리 알리는 일이라고 봅니다. 어쩌면 제가 잘난 체 하는 건지도 모르겠지만, 교육을 변화시키기 위해서 앞으로 선생님의 적극적이고 신랄한 말씀이 담긴 격언집을 기록하고 싶은데요, 괜찮으시겠죠?

나카니시　바라던 바입니다. '신랄하다'는 표현은 조금 그렇지만요. (웃음)

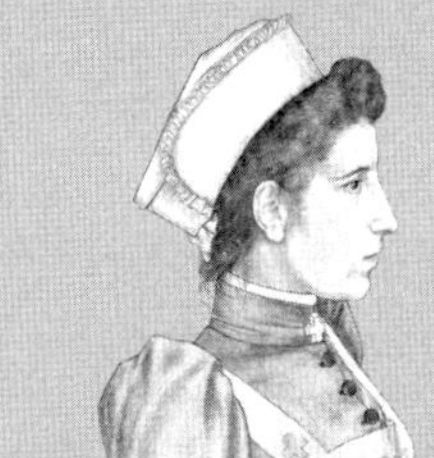

NO 라고 말하는 간호사

제2장

간호에는 아직도 자화상이 없다

간호사들은 마치 '문제가 전혀 없는 것처럼' 행동한다

나카니시 《언어와 간호교육》이라는 책은 아주 중요한 테마를 다루고 있어요.

● 《임상교육론》[1]에도 '체험하고서 이야기하기'라는 부제가 달려

---

1 1983년에 유미루 출판사에서 발간된 나카니시 선생님의 최초 단행본이다. 나카니시 선생님이 1969년 이후 근무하던 가나가와 시립 위생 단기대학에서 임상실습을 지도할 때의 경험을 토대로 썼다.

이 책은 임상교육현장에서 매일 일어났던 매력적이고 본질적인 에피소드나 사례를 소개했으며, 아울러 임상교육의 현실이나 있을 수 있는 모습을 찾아낸 뒤 이에 대한 다양한 논의를 진행하고 수록했다. 이 책은 교과서적인 지식과 개념을 보여주는 것도 아니고, 단순

있지요.

나카니시 그때까지만 해도 임상교육론이라는 건 없었어요. 간호사들을 위한 임상교육 관련 책(현대사에서 1972년에 출간한 《임상실습 지도의 본질》)은 있었지만요. 간호교육은 정말로 체험만을 기초로 해왔잖아요. 그래서 저는 《임상교육론》을 썼고요, 나중에 《간호교사론》도 쓰자고 마음을 먹었지요. 결국엔 전혀 쓸 수가 없었지만요. 그리고 시간이 꽤 지났네요. 이제는 학생에 대한 교육론과 교육을 하는 사람 편에서 본 교육론은 많은데, 교사론이 아직 없어요. 자화상이 없다는 얘기지요.[2]

● 간호학에도 환자대상론은 있어도 간호사 자신에 대해서는 어떻

한 체험담을 나열하거나 집대성한 것도 아니다. 이 책의 특별함은 부제인 '체험하고서 이야기하기'에 있다. 물론 이 주제가 학생들에게는 교육적 문제의식인 동시에, 간호를 가르치는 교수들 자신의 문제의식이기도 하다고 짐작하는 바이다. 다행히 나카니시 선생님이 만들어낸 독특한 명언들과 개념들 중 대부분은 학생들의 경우나 능력에 따른 심정의 안팎을 현실적으로 보여주고, 교육적인 동작이나 원칙의 핵심 부분까지도 독특한 표현으로 나타냈다.

2　교육이란 학생을 가르치는 것이기 때문에 학생을 대상으로 한다. 그러므로 교사에 따라 교육 내용이나 방법론을 교육론이라든가 교육학 같은 학문으로도 정립할 수 있다. 그러나 교육을 하는 당사자인 교사 자신에 대해 기술하고 묻는 것, 즉 자화상을 논하는 경우는 의외로 적다. 선생님은 자화상이 없다고 지적했지만, 이는 어떤 의미에서 '궁극적인 간호교육 비판'이라고도 할 수 있다. 간호교육의 내실이나 실천 과정, 방법은―미리 학문으로서 존재하는 게 아니라―교육을 실천하는 데 따르는 모든 어려운 현실적 과제나 한계로서 존재하기 때문이다. 그 첨예한 자세함과 우선 마주함으로써 비판적으로 생각하고 느끼는 것을 총칭해 자화상을 그린다고 말하는 것이며, 아울러 그 실천적 현실주의로 돌아간다는 것이기도 하다.

게 생각할 것인가를 고려한 간호사론이 없는 것과 비슷하네요.

나카니시　애초에 자기 자신을 제대로 대상화하기가 너무 어렵잖습니까? 보고 싶지 않은 면도 끄집어내야 하니까 결코 쉽진 않지요. 그런 점까지 고려하면서 제대로 된 교사론을 그리는 작업이 꼭 필요하다고 생각했어요. 그런데 뭣 때문인지 교사론이 교육의 방법론 같은 게 되어버리는 거예요.

● 예를 들자면 간호교육학 같은 게 되어버린다는 말씀이죠? 그러면 저절로 이론적 틀이 우선시되겠네요. 이에 비해 임상교육론은 "임상에서 학생들을 어떻게 교육시킬 것인가?"라는 일종의 대상론이지만, 한편으론 교사로서의 선생님 자신이 그려져있어요. 현재의 연구적 관점에서 보면, 인류학적 실제 연구 그 자체이기도 하고요, 선생님은 임상교육현장에서 직접 특별한 실천적 지식을 발견해내려고 하셨지요. 자세하고, 현장감 있고, 데이터도 풍부하게 실렸고, 지금까지도 신선하다고 봐요. 뭐, 아직까지도 이와 비슷한 서적이 없다고 생각하고요. 그 작품은 이미 선생님께서 목표로 하신 교사론이기도 하다고 생각합니다만….

나카니시　보통 그렇게까지 읽는 독자는 그렇게 많지 않은 것 같아요, 단순히 '체험론'이라고 보는 사람이 압도적으로 많다고 봐요.

하지만 깊은 의미까지 파악하며 읽어달라고 부탁하는 건 좀 게으른 거라고 생각하네요. 그래서 그렇게 독자들에게 노력을 강요하기보다 조금 더 솔직하게, 교사들이 현장에서 체험하는 걸 고스란히 기술하고자 했어요.

예를 들면 임상 지도자에 관한 연구 같은 게 꽤 많은 것 같지요? 하지만 결국 자기 성장이라든가 정말 얼굴에만 짙게 화장했을 뿐인 세계로 들어가버리지요.[3] 그렇지 않아도 임상 지도자 일은 무보수이고, 임시적 책임을 억지로 떠맡는데다가, 일단 무슨 일을 하고, 어디까지 기대할 수 있는지 같은 생각도 할 수가 없어요. 간호사들에게 그저 "잘 부탁합니다!"라고만 말한들 바쁜 현장에서 어떻게 되는 것도 아니고요. 그런 상황인데 "임상 지도자의 경력 향상으로 이어집니다"라든가 "자기 성장을 위한 일입니다" 같은 말로 어물쩍 넘어가버려도 되느냐는 거죠.

● 실습 지도자 강의는 시가 위탁한 간호협회에서 여러 곳을 방문하는 식으로 하고 있지요. 그 강의의 내용은 문부과학성에서 지시한 어떤 틀과 같은 부분이 있고, 그 윤곽에 따라 이론적인 부분부터 시작해 '임상실습이란 무엇인가' 등을 배웁니다. 형식적으로는 그럴듯해 보일지는 몰라도, 실천적·실질적인 면은 거의 없는 것 같아요.

나카니시 문제를 찾아낼 수 없으니까요. 갑자기 두껍게 화장을 해버

러서 결점이나 개선해야 할 점 같은 게 보이지 않게 된 셈이지요.[4]

제가 그걸 깨닫게 된 게 어느 시의 간호대학에 부임했을 때였어요. 학생이 약 130명 정도였는데, 실습에 필요한 조교가 8명뿐인 거예요. 터무니없다싶을 정도로 적다싶었기에 어떻게 돌아가는지부터 살펴봤지요. 허허참, 아르바이트식으로 실습 기간에만 도와주는 사람을 고용하더라고요. 더군다나 실습하는 순번표를 작성해보면 반드시 '지도자 부재'가 생기고요.

순번표에 빈칸이 있다는 건, 다시 말하면 실습하는 곳에서 학생들의 행동과 학습에 책임을 져야 할 사람이 없다는 뜻이지요. 그러므로 일단 순번을 정하는 것에 관한 서류에라도 빈칸이 없을 만큼의 인원은 확보해야 한다고 생각했어요. 왜냐하면 그건 리더의 일이 되어버리니까요. 그래서 일단 설치 단체인 시의 결정권을 가진 사람들에게 알리기 위한 자료를 만들자고 교수님께 말씀 드렸고, 그렇게 해서 빈칸이 전부 채워진 자료가 탄생했어요. (웃음)

그때 저는 새삼 간호사들의 행동에 대해 생각하게 됐어요. 간호사는 문제가 생기면 즉시 대응하지요. 그러니까 계획이 없어도, 간

3, 4 　짙은 화장은 원래 상태를 보기 어렵게 하고, 숫제 존재하지도 않았던 '인공적인 상태'를 만들어내는 것이다. 일종의 '위장'으로도 해석할 수 있는 것이다. 실제로 나카니시 선생님은 짙은 화장을 겉치레라든지 결점이나 멍 자국을 감추는 것으로 간주하고 있다. 아울러 "다음 단락에서 내용이 부족하거나, 실체가 없음을 감추는 것"이라고 지적한 셈이기도 하다. 즉, 없는 데 있는 척하는 것은 사실 거짓말이고, 좋게 말해도 '거짓된 창조'라고 할 수 있으리라. 물론 선생님은 그렇듯 '있는지 없는지도 모르는 2차적 현실'에서 시작하는 것 자체를 거부하고 있다. 즉, 평소에 현실을 마주 보는 용기가 없음을 한탄하고, 그 나태와 기만의 형태를 바로 의인화처럼 표현하고 비판한 것이 이 '짙은 화장'이라는 표현이다.

호 체제가 갖추어져있든 말든 어쨌든 대응을 합니다. 그게 습관처럼 됐으니까요. 그러므로 "현장에서 문제를 찾아보라"고 해도, 문제가 드러나지 않게 움직이니까 무리지요.

● 간호사는 상대의 요구 같은 것을 미리 민감하게 파악하고, 그래서 문제가 있는데도 없는 것 같은 현실을 만들어버린다는 말씀이시군요?

나카니시　네, 그래요. 에너지 소비와 노력이 굉장하지요. 하지만 그러한 현상이 패턴pattern(유형화)이 되어버렸다는 게 문제죠.

● 선생님께서 자주 말씀하시는 "임상에 맞춘 실습으로는 안 된다"[5]는, 그러니까 단지 현장에서 현실적 원칙에 물들어가는 실습으로는 어림도 없다는 뜻인가요?

나카니시　네, 맞아요. 어림없어요. 그렇다고 문제를 찾아내기만 해서

5　이 말은 제5장에서 또다시 제기될 것이다. 각각의 실습 시설들은 어떤 의미에서는 비교 대상이 없는 폐쇄적 문화에 젖어있다. 그래서 그런 곳에서는 '실습'을 하면서도 당분간은 자신이 순화와 제거 작용을 강하게 받는 이물질인 것 같은 기분이 든다. 그렇듯 일상적인 임상에서 형식화되고 정규화된 방식을 따른다는 의식에 일단 빠지면, 학생도 좀처럼 그것을 자각하기가 어려워진다. 그러나 현실에서는 임상이 이념적 상황과는 거리가 먼 것이 당연하니까, 오히려 그것을 대상화하여 극복해가려는 문제의식의 씨앗을 학생에게 심어주는 편이 중요하다는 뜻이다. 그러니까 실습에 대한 발상의 전환에 가까운 것이다.

도 곤란하지만요.

이야기가 되돌아가는데요, 최근에는 대학원을 나온 사람에게 간호부장을 맡기고 있지만, 좀처럼 현장의 문제라는 것이 드러나지 않아요. 관념론만 드러나더라고요. 그래서 리더로서 현장에서 일하면서 너무 힘들었다든가, 몹시 화가 났다든가, 분노에 떨만한 일 같은 건 없냐고 물으면 없다고 하는 거예요. 몇 년 동안이나 리더를 했던 사람들이 말이에요. 그래서 정말이냐고 다시 물어봐요. 그래도 정말 없다고 하더라고요. 뭐, 이런 지경까지 온 거죠.

● 《임상교육론》 제70항에는 실습이 진행됨에 따라 학생들이 다양한 반응을 보이는 바, 그 반응을 선생님이 보고서 "학생들이 놀라거나, 이상해하거나, 유감스러워한다" 같은 다양한 묘사를 할 수 있게 되면 임상에 대한 학생들의 이해가 상당히 깊어지고, 실습 자체도 깊어진다고 말씀하셨더군요.

나카니시 그런데 임상적인 현실에 대한 학생들의 감수성을 그저 미숙한 것으로 치부하고서 일찌감치 죽여버리는 지도를 하고, 게다가 현실에 대한 대응을 행동 면에서만 평가한다면, 학생들의 그런 시끄러운 감정 같은 것들은 아무래도 학생 자신들에게도 좋지 않잖아요?[6]

미국의 간호 과정을 도구로 한 간호교육에 대한 문제 제기라는 것은 그런 점에서 주목할 게 하나는 있네요. 우선 전인격적으로 관여한다고 간호론에서 가르치면서 한편으로는 간호사에게 자기감정을 죽여버리라고 요구하는 거죠. 그 자체에 모순이 있다는 의미예요.

간호는 깨닫지 못하도록 통제되어왔다

● 《임상교육론》 제16항에는 이에 관한 부분이 있습니다. 이를테면 "전통적 간호 이미지에 맞춘 가치를 중심으로 규범을 중시한다"는 표현이 그거지요.

나카니시　네, 몹시 어렵네요. (웃음)

● 간호학에는 학문적 비판 정신이라기보다 오히려 전통적 상하관계나 인간관계와 관습이라든지, 그러한 것들을 관통하는 일종의 규범적 이미지가 있다는 건가요? 그러니까 근거도 없는 전통이나 습관이 간호사들에게 영향을 주고, 문제 자체가 드러나기 어렵게 하고, 현실에 대해 신선하게 반응하려는 이들이 나타날 싹도 잘라버린다는 거죠?

나카니시 그래요. 그런 식으로 간호사가 자기 자신을 억누르고 감정을 억압해 죽여버리기까지 하는 상황이 '현장에서 일어나는 일로 임상 간호를 배우는 환경'에서 자라나고 있다는 느낌을 저는 계속 받았습니다. 그런 것을 역사적으로 풀어나간다면 더 까다롭지요. 아울러 다양한 요소를 고려해야 하고요.[7]

간호사집단은 지휘관의 수에 비해 병사의 수가 너무 많은 집단 같다고 생각해요. 그러한 경우에는 통제를 하려는 측(지휘관)에서 보면 불필요한 행동을 하지 않는 게 좋을 겁니다. 통솔이 효율적으로 잘되는 집단으로 키우겠다는 마음가짐과 통솔이 잘 되는 집단의 원동력이 좋다고 생각하는 경우도 있겠지요.

그리고 간호사 일은 한때 3D니, 5D니 했어요. 더럽고, 위험하고, 어렵지만 대우는 일반 회사에서 근무하는 사람의 것에 비해 열악하니까요. 승진만 하더라도 근속연수에 따라 오히려 기회가 점점 적어지니 결코 좋다고 할 수 없지요. 이왕 하는 말인데, 받아야만 하는 보수를 제대로 받지도 못하고, 자신이 처한 환경이 힘들다는

6, 7 학생들은 임상실습에서 담당 환자를 앞에 두었을 때 어떤 식으로든 전문직으로서의 지식과 실천이라는 것을 의식한다. 그리고 자신이 환자에게 어떤 영향을 줄지를 생각하면서 불안해하고, 어찌해야 할지 약간 망설이기도 한다. 하지만 주석 6의 문장에서 지적했듯이 오로지 지식이나 기술의 부족을 지적하는 동안, "그런 미숙함이야말로 문제다"라는 의식에 사로잡히게 된다. 그러나 학생들이 자신의 솔직한 감정과 생각을 표현할 수 있도록 배려해주는 것이야말로 정말 중요하다. 그러한 상황은 학생들이 비록 미숙하더라도 스스로의 힘으로 이해하려고 하는 계기를 만들기 때문이다. 심지어 환자나 임상에 대해 모르는 것과, 주석 7의 문장에서 말했듯이 자기 자신을 억압하고 감정을 죽여버리는 것을 실감함으로써 발견할 수 있는, 진정으로 의미 있는 실습으로 이어진다고 생각한다.

것조차 깨닫지도 못하니까요.[8]

간호는 통제를 받아온 역사가 길잖아요. 그래서 간호사들의 DNA에 깊이 새겨져있다고 봐요.[9] (웃음)

● 그리고 간호의 역사도 근대까지 거슬러 올라가보면 말이지요, 일본 적십자사가 간호교육을 시작했다는 하나의 큰 흐름이 보입니다. 물론 미션계도 있고, 국공립계도 있겠지만, 일본 적십자사의 교육이 일본의 간호교육에 '주류로서' 미치고 있는 영향의 뿌리는 매우 깊지요.

특히 전쟁 전은 물론 전쟁 때(태평양전쟁을 말함_옮긴이)의 일본 적십자사는 군부와 매우 밀접하게 연결되어 규범교육과 규율교육의 뿌리가 깊지요. 그러한 면은 아직도 어딘가에 제거할 수 없는 그림자처럼 남아있는 것 같고요.

나카니시　예전에 '일본 적십자 간부 간호사 양성소'라는 곳이 있었

8, 9 "깨닫지 못하도록 통제되어왔다"는 간호의 역사에 대한 인식은 어쩐지 일본의 근대사 자체와도 결부된 것 같다. 그리고 초등학교나 중학교 교육에서의 이러한 역사 인식, 교육의 부재 현상은 일본의 교육 제도 자체의 본질적 특성이라고 해도 좋을 것 같다.
그러한 가운데 나는 간호교육이라는 분야에서 간호의 역사적 자기 인식에 대해 지금까지 본질적이고 비판적으로 말하는 교사를 거의 보지 못했다. 그 이유가 "선생님들이 아무리 간호나 교육에서 인권이나 권리 등에 대해 가르쳐도, 학생들이 그러한 것을 제대로 배우지 않기 때문입니다"라고 한탄하던 선생님이 생각났다. 그러니까, 역사나 간호사看護史를 배우는 것의 필요성과 중요성을 누누이 강조하는 이유는, 그런 역사적 자화상을 아는 것이 간호학 자체의 방향성(미래)을 가리킬 수 있기 때문이다.

어요. 거기서 각각 추려진 사람들이 대략 전국 50개 정도의 장소에서 연수를 받았고요. 저는 예외지만, 25살 때 간부 연수에 가긴 했는데요, 그 간부 연수를 마친 사람들이 각 병원에 돌아가서 간호부장이 되고, 또는 그에 상응하는 나이대의 사람들이 그 병원의 지도자 자리에 오른다는 시스템이 만들어졌더랬어요.

● 그런 '일본 적십자사의 양성기관'이라는 것이 간호사 양성 자체에 커다란 영향력을 행사한 거네요?

나카니시 지금은 그 정도는 아니지만, 예전에는 일본 적십자사 출신이 아니면 사람도 아닌 것처럼 기세가 등등하기도 했어요. 그런데 일정한 규율에 익숙해지도록 교육한다는 것은 그 시절의 젊은 간호사교육에 효과가 있긴 했고요.

● 그렇지만 오늘날 선생님께서는 간호교사들에게 "'노No'라고 말하는 간호사를 키우라"[10]고 하시잖아요. (웃음)

---

10 "'노No'라고 말하는 간호사를 키워라"라는 말은 나카니시 선생님의 말씀들 중에서도 다양한 사상적 핵심이 응축되어 표현된 명언이라 생각한다. 따라서 이 말의—뒤에 다시 (제4장에서) 논의되기는 하겠지만 일단 오해하지 않도록 덧붙이자면—"'노No'라고 말한다"는 것은 물론 단락적인 자기주장이 아니라 지적인 의미에서 자율적인 주장이나 신념을 표현할 수 있다는 뜻이다. 선생님이 왜 "'노No'라고 말한다"고 하셨느냐면, 그건 기존의 간호교육에 암묵적으로 뿌리내린 "착하고 얌전하며 고분고분하다(더구나 최근에는 '튼튼하고 오래가는'이 추가됐다)"고 하는, 개성이 없는 행태에 대한 선생님 나름의 노여움을 담아서 톡 쏘는 표현이라고 생각한다.

나카니시 그렇지요. 그러니까 저는 사실 고등학교를 이제 갓 졸업해서 어리고 아무것도 모르면서 자기주장만 하는 그런 학생들에게 간호를 가르치고 싶지는 않아요. 조금 성숙한 여성에게 가르쳐주고 싶지요.

내용이 뒤따르지 않으니까 짙은 화장으로 커버한다

나카니시 교육의 내용으로 말하자면, "꼭 가르쳐야 할 것을 대학생들에게는 어떻게 학습시킬 것인가?"라는 점을 고려해야 하지요. 저 자신도 포함한 우리 세대는 대개 3년 과정의 전문학교를 졸업했잖습니까? 그래서 전문학교에서의 교육이 얼마나 부족한지도 경험적으로 알지요. 그러니 우리 세대는 "대학생에게 무엇을 배우게 하는 게 좋을까?"에 대해 아주 열심히 생각했답니다.

게다가, "대학에서 공부시킨다"는 것은 어떤 의미에서는 "제대로 된 사회 자산의 형태로 세상에 답례한다"는 뜻이기도 하잖아요? 임상에서 뭐라도 하나 배우는 것도 중요하지요. 하지만 그것으로 끝나서는 안 됩니다. 결국 그렇게 배운 사람들이 자기 후배들에게 뭘 물려줄 것인가? 또는 자신의 고객들에게 어떤 서비스를 제공할 수 있을까? 이런 걸 스스로 생각할 수 있는 인재를 만들어야 해요. 그렇지 않으면 "우리는 무엇을 위해 고생을 했는가?"라는 말이 나올 겁니다.

● 그렇군요. 교육을 받음으로써, 게다가 현장에서 자율적인 전개도 해나갈 수 있는, 그런 문제의식을 가진 인재를 어떻게 키워낼 수 있는가라는 거네요.

나카니시 네, 맞아요. 지금까지 그 부분이 정말 무시됐지요. 하지만 아직도 다람쥐 쳇바퀴 돌 듯하네요.

사실, 벼락치기로 배운 지식은 머지않아 밑바닥이 드러나기 마련이지요. 그래서 "어떤 교육 비전이나 방법을 만들 것인가?"를 궁리하는 사람들에게 책임이 주어지잖아요. 다만 기본적인 사고방식을 공유할 수 있다는 상황은 그렇게 간단하게 만들 수 없어요. 그래서 의논을 해야 하는데, 현장에서는 그런 게 번거롭고 시간 낭비일 뿐이라고 치부하지요. 하지만 논의라는 것은 어떤 의미에서는 놀이잖아요? 간호교육의 부족함이라는 것은 그런 곳에서도 나오는 거고요.[11]

---

11 여기서 '놀이'라는 것은 예를 들어 "톱니바퀴들이 잘 맞물려서 원활하게 돌아가는 이유는 그 물림의 방식에 일정한 '놀이=틈새'가 있어서다"라는 의미와도 겹친다. 즉, 형식적인 완전함이나 일치와 달리 '여유로서의 놀이'라고 할 수 있다.
논의를 할 때에도 그 형식성과 의식성에 지나치게 집착하면 비생산적이고 활기가 없는, 그저 보고회 같은 식이 된다. 그렇다고 목적의식이나 성과주의에 사로잡히면, 다른 것을 거의 의식하지 못하는 '논란을 위한 논란'이 될 수도 있다. 그러므로 이상적인 논의는 "여유와 즐거움에 의해 놀이 안에서 생길 수 있는 자생적이고 자율적인 조정과 협력 관계(솔직함과 자유자재함) 같은 기본적인 바람직한 자세가 갖춰진 상태다"라고 말할 수 있다. 이

● 간호를 가르치는 교사도 격식에 맞춘 지식과 옳고 그름을 가르칠 수는 있어요. 그래도 그 이상의 '놀이'라는 건 좀처럼 가르칠 수 없지요. 간호교육 자체가 가지고 있는 보수성 때문일지도 모르겠지만요.

나카니시 상당히 보수적이지요.

● 마치 짙은 화장을 한 게이샤같이 말이죠. (웃음)

나카니시 아니, 아니요. 그러니까 "짙은 화장을 한다"는 말은요, "내용이 부족하니까 겉모습을 두꺼운 화장으로 덕지덕지 커버한다"는 뜻이에요(주석 3과 4 참고). 그러니까 게이샤를 예로 드는 건 좀 실례지요.

● 그러니까 말 그대로 은유인 거군요. 화장을 짙게 할 때처럼 두껍게 칠해버려 본질을 가려버린다는 거죠? 그리고 그게 원래 왜 거기에 있느냐는 사실도 충분히 설명해달라고 요구하긴커녕, 아예 눈에 띄지도 않게 감춰버리고, 그런 식으로 계속 두껍게 화장을 함으로써 눈에 띄지 않게 하여 현실을 의미 없게 만든다는 말씀이지요?

부분은 그렇듯 실질적이면서 생생한 논의를 하지 못하는 빈곤함을 간호교육의 미성숙과 함께 지적하고 있는 것이다.

나카니시 그러니까 쉽게 얘기하자면 토막 지식을 그냥 쟁반에 올려 놓고 "이것은 이것, 그리고 이것이다, 그럼 이제 모두 기억하라고!" 하는 식의 교육이었던 거라는 말이죠.

● 간호사가 그러한 교육 환경에서 성장한다면, 예를 들어 "임상실습으로 배우는 후배들에게 무엇을 어떻게 전달해야 하는가?" 같은 기본적인 문제의식조차 가지기도 어렵다고 생각하는데요. 그런 의미에서는 "앞으로 20~30년간 개선하지 않으면 대학교육은 평가받지 못할지도 모른다"고 하신 선생님의 말씀도 이해할 수 있을 것 같습니다.

나카니시 이대로라면 30년이 지나도 안 될 것 같아요. (웃음) 그래서 DNA에 새겨져있다고 말했던 거예요.

간호사는 바람직한 말을 잘 따른다

나카니시 간호교육에서도 내용적으로나 질적으로 평면에 나선을 그리듯이 빙빙 돌고만 있고, 앞으로 나아가지 않는다는 점이 있어요. 그게 방법론일지도 모르겠어요. 요컨대 노골적인 계층화로 이어지는 걸 막기 위해 모른 체한다는, 방법론이라기보다는 책략일지도

모르겠네요. 서투른 계층화는 간호사집단에는 위험한 선택 사항이니까요.[12]

● 그렇지만 간호학은 전체적으로 스스로의 전문성이나 역할을 확대하기 위하여, 엄청난 기세로 학문적으로나 조직적으로 상승을 목표로 달리는 것 같지 않나요?

나카니시 그것이 바로 제가 몇 번이나 말했던 '짙은 화장'이라고 한 부분이에요. 실체가 없을수록 화장의 두께는 두꺼워지지요(주석 3과 4 참고).

그 말은 간호에만 해당되는 게 아니에요. 그러니까 자기의 부족함을 안다는 것은 자신에게 있어서 좀 힘든 이야기이니까요. 결국 그러한 의미에서 쿨Cool하게 자기 자신을 인정하기보다도 바람직한 이야기를 따르는 편이 정신건강에 좋다는 의미이지요.[13] 그저 편하게 '백의의 천사'라고 하는 것도 바로 그것 때문이라고 생각하거든요.

우리 세대는 간호교육을 오랫동안 직업교육처럼 다룬 것에 대해

---

12 여기에서 언급된 '계층화'는 상당한 문맥적 보완이 필요하다. 이 논점은 대담 외의 다른 부분에서도 여러 번 논의됐지만, 내가 이해하기가 상당히 어려운 말들 중 하나였다. 나카니시 선생님께 계층화란 '이미 존재하는 사회적·제도적 계층화 같은 것'에 지나지 않기 때문이다. 그리하여 어쩔 수 없이 그런 현실과 함께해야 하는 간호 자체나 간호교육의 방법과 바람직한 자세를, 그러니까 그 위상을 어떻게 바꿀 것이냐 같은 문제가 지속적으로 요구되고 있다고 생각한다.

충분히 반성했어요. "무엇을 어떻게 하는가?"라는 교육에서 "무엇을 어떻게 생각하는가?"라는 교육을 향해 달려왔지요. 그렇지만 그 후에 간호나 간호교육은 어떻게 변했나요? 가령 병원의 과학기술이라든지, 그 외의 치료법도, 또는 의료라는 시스템까지도, 외적인 세계가 상당히 변하지 않았습니까? 그 변화에 대해 간호와 간호학은 단지 상황적으로만 적응하고 있을 뿐이지요.[14]

간호는 패턴pattern 인식에서 빠져나오지 않는다

● 그러한 '상황적 적응'이라는 것은 어떤 의미에서 실질적인 변화가 아닌, 속 빈 강정 같은 프로세스라고 해도 좋겠죠?

나카니시　네, 그래요. 정말 속 빈 강정이지요. 그래도 적용은 하고

13, 14　"간호는 두꺼운 화장을 계속하고 있다"든지, "단지 바깥에서 주어진 이미지를 가지고서 상황에 적응하고 있을 뿐이다"라고 하는 말은, 간호의 전문직적 독자성에 대해 이야기하기 전에 간호 또는 간호학의 정체성 자체를 정립할 필요가 있다는 뜻이다. 물론 이러한 지적은 간호가 가지고 있는 '마이너스 유산'에 대한 상당히 따끔한 관점이다. 하지만 이것이 간호학에 대한 참으로 신선한 비판적 물음이라는 점도 틀림없다. 이렇게 생각하는 까닭은 간호학이 대부분의 경우 주로 다른 나라에서 수입해온 대량의 이론과 개념('짙은 화장'과도 같은)을 축적하듯이 받아들임으로써 결과직으로 학문으로서의 정당화나 비대화를 해왔기 때문이다.

그러나 한편, '간호학'이라는 들여온 학문의 내용과 위상 자체를 일본의 임상 간호라는 현실에 정착시키고, 그것을 비판적으로 볼 적에 이렇다 할 의식을 하면서 진행하지는 않았다고 생각한다. 그러한 자세의 연장이라고 본다면 '거의 같은 장소에서 상황에 적용하는 것'이라는 선생님의 따가운 지적이 있을 것이다.

있어요. 그래서 일단 부족하다고 할 건 없어요.

다만 그렇게 생각해보면 간호사뿐 아니라 일본인 전체가 그럴지도 몰라요.

● "일본인과 간호가 가지고 있는 매우 보수적인 사고방식 때문이다"라는 거죠? 그러니까 사물을 역사적으로나 원리적으로 따라가면서 그것을 비판적으로 재확인해나가는 의식이나 논리 구조가 부족하다는 말씀인 거죠?

나카시　　그러니깐 항상 역사적으로나 사회적으로 퇴행할 가능성이 있지요. 그런 의미에서 보자면 "지금까지 간호라는 분야에 독자적인 철학이 있었는가?" 싶기도 하네요. 역시 역사에서 배우지 않는 사람이 철학 같은 걸 가질 리가 없지요.

이상하지만 간호를 교육한다는 패턴, 간호를 실천한다는 패턴, 간호를 연구한다는 패턴인 거죠. 그러니까 언제나 패턴적인 인식인 거예요. 결국 패턴을 깬다는 것이 굉장히 어려운 일인 거겠죠.[15]

15　패턴을 인식한다는 것은 언어적인 것보다 도형이나 모양을 인식하는 것에 가깝다. 그러니 '시각적 인식'이라는 표현이 더 좋을지도 모르겠다. 나카시 선생님이 자주 하신 이 말씀을 이용하여 패턴을 어떻게 깰 것인가를 이야기할 때, 거기에는《임상교육론》에서의 '체험하고서 이야기하기'는 부제에 담긴 생각이 아마도 강렬하게 겹쳐진다고 본다.
　　"패턴을 깬다"는 것은 말을 획득한다는 뜻이다. 게다가 선생님께서는 남의 말을 빌리는 것이 아니라 간호 자체적으로 사실적인 말을 만들어내라고 말씀하시는 것 같다. 그래서 "간호나 간호학의 자화상을 그린다"는 것은 비현실적인 상념과 잘못을 떨쳐버린 뒤 스스

그래서 간호교육이 "간호를 교육한다"라는 패턴에 빠지면 거기에서 헤어날 수 없게 되고요. 굴레에서 빠져나올 수 없게 되어버린다는 거죠. 만약 비판적 사고라는 말을 써야 한다면 바로 이 부분에서 써야죠. 학생들에게 자랑스러운 듯이 의기양양 가르치기 전에 말이지요.

로를 응시하고, 일단 과장이나 겉치레가 없는, 있는 그대로의 모습으로 사실적인 현실을 찾아보라고 말씀하신 것이라고 생각한다.

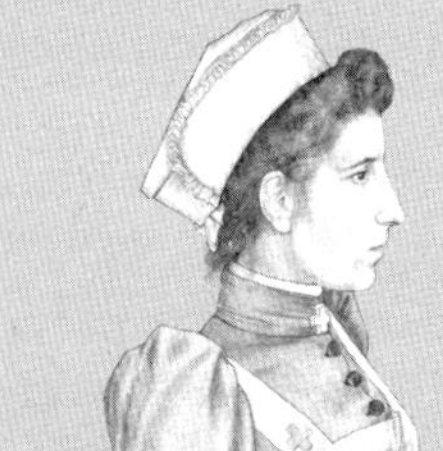

NO 라고 말하는 간호사

제3장

간호사를 망친 것이 간호교육이다

스타일뿐인 간호교육에는 기대하지 않는다

나카니시 　요즘 대학원생들이 사용하는 말을 듣다 보면 대개 이런 생각이 들어요. 중학교나 고등학교만 나왔어도 이런 표현은 쓰지 않을 것 같다든가, 말을 할 때 '이러이러한 부분에서 어떻게 그렇게 말을 할까?'라는 느낌 말이에요.

● 　언어와 관련된 기초 능력이 부족하다는 건 절감하고 있습니다. 저 자신도 대학원생들을 지도하면서 많이 느꼈지요. 학생들이 현장에서 기록할 때 사용하는 단어도 실제 개념과는 거리가 있는 것

같더군요.

나카니시 그러니까요. 기초 능력이 부족하고 개념화 능력이 좀 낮아서, 대개 이야기가 길어지잖아요. 어떻게 이러한 주제로 연구하려고 생각했는지 간단하게 설명하라고 해도 끝도 없이 설명해요. 마침표가 없어요. "그러니까… 그래서…"처럼 한없이 계속해요. 할 수 없이 "자네가 무슨 말을 하는지 잘 모르겠구먼"이라고 말해 브레이크를 걸지요.

이는 개념보다도 분석 능력의 문제라고 생각해요. 거창한 말을 하지 않아도, 예를 들면 "간호에 대한 저의 철학이 어쩌고" 같은 말을 하지 않아도 되잖아요. 그저 "제가 그때 느꼈던 것은 이런 겁니다"라고 하면 통하잖아요. 그런데 갑자기 커다란 개념으로 도약해 버리는 거죠. 그러면 그 개념이 감싸 안을 수 있는 말의 범위가 너무 넓어져요. 그래서 거창한 말만 자주 사용하면 자기가 무슨 말을 하는지조차 생각하지도 않고 끝나게 돼요. 그래서 아무래도 사물을 소상하게 밝히는 힘이 나오기 힘들지요.[1]

---

1 어떤 사물이나 현상을 개념화하려면 우선 언어로 표현해주어야 한다. 그런데 그 수준은 다양하다. '범위가 넓은 말'은 매우 추상적인 개념과 이론적인 용어를 의미한다. 이렇듯 범위가 넓은 말을 미리 사용하여 어떤 현상이나 사물도 거의 바로 설명할 수 있다면, 그건 일종의 '생각이 멈춘 상태'나 마찬가지다. 이른바 "임상적인 사실을 직접 분석적 접근으로 해석하려는—소상하게 밝히는—끈질긴 사고 과정"을 닫아버리는 셈이다.

● ‘두꺼운 화장으로 인해 생각이 멈춘 상태’라는 뜻인가요? 뭐, 거창한 전문용어들을 많이 쓰면 박식해 보이기는 하지요. ‘자기효능감’이라든가 ‘자율성’ 같은 말을 쓰면 말이지요. 그런데 그것이 임상적으로 어떻게 이어져있는지 파악하고, 어떠한 실질적인 면과 바람직한 자세를 가질까라는 점으로까지 잇는 건 좀처럼 쉽지 않지요. 그런 의미에서 보면 결국 “교육이 문제다”에 이르겠지만요.

나카니시 거기서 바로 교육으로 가버리는 건가요? 그렇지만 임상교육론에 쓴 것을 어차피 모두에게 똑같이 요구하는 것은 무리라고 생각해요.[2] 만약 똑같이 요구한다면 사례에 따라 “나카니시 선생의 방식으로 무엇 무엇에 따르면 이렇게 된다”고 하는, 요컨대 제대로 소화하지도 않고 스타일만 흉내 내어 비슷하게 닮아가는 결론을 지도한다는 것이 되기 쉬워요. 그러니 간호가 속이 깊다는 것은 나름대로 모두 인식하고 있지만, 그다지 기대하진 않아요.[3]

　“나는 이렇게 배우고 생각해왔으니, 너희도 이렇게 생각해보라”는 식으로 뭔가를 떠넘기려는 마음은 지금의 나에게는 없어요. 옛날에는 있었지만요.[4]

2　걸핏하면 ‘교육 문제’를 일삼는 나에 대해서, 나카니시 선생님은 “그렇지는 않잖아요?”라는 반응을 자주 보이셨다. 교육에 전부를 맡기는 것도 아니고, 어떤 교육론도 개인의 특이성과 다양성 앞에서는 실현하기에 무리가 있다고 생각하시기 때문일까?

3, 4　“기대하지 않는다”나 “나에게는 이제 없다”라는 말씀도 나카니시 선생님다운 반어적 표현이다. 뒤에도 나오지만 선생님은 부정적인 표현을 전략적으로 쓰신다.

● 선생님은 그렇게 말씀하셔도 항상 누군가에게 강렬하게 이야기하고 계시잖아요. 이번에도 그러시고요.

나카니시 아니에요. 그건 내 이야기를 받아들이는 안테나 감도의 문제라고 생각해요.

노하우교육은 잠깐 빌린 교육이다

● 그런데 선생님은 교육에서 같은 수준의 것을 요구하는 자세는 좀 무리가 있다는 말씀을 자주 하시던데요? 예를 들면 국가고시에 합격했다는 것은 자격이 갖춰져있다는 뜻이지요. 하지만 그것을 빼고 나면 인간적인 능력이란 게 전반적으로 모두 다르기 때문에 다른 식으로 성장하는 게 당연하다고요. 그렇지 않으면 교육에 투자한 의미도 없다고요.

나카니시 간호는 좀 지나치게 무리를 한다고 생각해요. 그리고 간호

이는 나카니시 선생님이 단순히 "표현에 걱정이 있다(《임상교육론》에 나오는 용어) = 걱정하고 있다(또는 심술궂은 표현)"는 의미는 아니다. 어디까지나 선생님은 당신의 주장이 상대의 의식에 조금이라도 남을 수 있도록 진부하고 평범한 표현을 의도적으로 피하고 있는 것이다. 그래서 선생님의 표현형은 상대가 "왜 그럴까?"라고 자문할 수 밖에 없는, 반작용적(반어적)인 표현이 되는 것은 아닐까?

교육에 대한 기대가 비현실적으로 너무 크고요.[5]

● 저는 그 점에 대해 듣고 싶습니다. 같은 것을 요구하는 것이 무리라고 하시는 건 무슨 의미인가요? 인간은 제각각 출신도 다르고 능력도 다르다는 말은 상당히 숙명적이라고 생각하는데요, 한편으로는 "이렇게 해야 하고, 이렇게 되어야 한다"는 식의 동일성에 지나치게 얽매이지 말고, 각자가 각자의 한계에 따라 다양함 속에서 살아가면 된다는 것으로도 파악됩니다만, 어떠신가요?

나카니시 　예를 들면 먼지든 쓰레기든 옷장에 그대로 가볍게 쌓이잖아요? 그렇다면 옷장 아래쪽에서 좋아하는 옷을 꺼내는 식으로 자신이 원하는 옷을 잡아당겨 꺼낸 뒤, 그것을 마치 자신의 원래 모습인 것처럼 입고 다닐 수 있지요. 지식이라는 것도 그런 것이라고 생각해요.

　그렇지만 점점 시간이 지나면 서서히 다양한 걸 돌아보거나 다시 생각하곤 하지요. 그런 일이 진행되다 보니 단순한 퇴적은 없어지고 각층이 생기지요. 하지만 그건 그저 "맥락과는 상관없이 부분적으로 끌어내어 사용할 수 있는 것이 없어진다"는 것을 말하는 거예요.

　언니의 블라우스를 빌려간다면서 옷장에서 꺼내오고, 그리고 또 옷장에 다시 걸어놓는 것 같은, 그렇게 잠깐 빌리는 것을 '지식'이라고 말해왔다고 생각하거든요. 그러니까 '잠깐 빌리는 교육'이라는 거죠.

(간호기초교육에서) 노하우교육이란 다른 말로 하면 '잠깐 빌리는 교육'인 거예요.[6] 그렇지만 사실은 제대로 퇴적된 두꺼운 지식의 일부분을 사용하는 셈이지요. 그래서 만약 그것을 사용한다면 그 앞부분과 뒷부분도 함께 가져와야 하지요. 그래야 제대로 된 형태가 되는 거고요. 그런데 사용하려는 부분만 뚝 잘라오잖아요.

● 그러니까 선생님께서는 "똑같은 것을 제시하지 말고 다양성을 갖춰야 한다"는 것이지요? 개개인이 잠깐 빌리는 교육을 받지 않도록 각각의 맥락에서 사물을 제대로 파악할 수 있게끔 기준을 갖춰야 한다는 뜻 말이지요?

나카니시 네 맞아요. 서툴러도 괜찮아요. 하지만 학문에는 확실한 '학문의 범절'이란 게 있잖아요.[7] 그러니까 이론을 제대로 배우려면,

---

5~7 주석 5의 "지나치게 무리하다"의 반대말은 "무리하지 않는다" 혹은 "○○하는 데 무리가 없다"이다. 그 전에 "여유가 있다"는 의역적 표현을 두고서는 다양한 의미들을 떠올릴 수 있다. 이에 대한 반대말로는 "실제 모습 그대로의", "있는 그대로(솔직한)" 등이 있고, 그 전에 "거짓이 없다"는 의역적 표현의 의미에 대해서도 생각해볼 수 있다. 그리고 이 의미를 거슬러 올라가면 "지나치게 무리하다"는 "거짓말을 한다" 혹은 "허세를 부린다"는 의미로 해석할 수도 있다.
주석 5의 "비현실적으로 너무 크다"는 말도 주석 6의 "잠깐 빌리는 교육"이라는 말도 주석 7의 "학문의 범절"이 없음도 "무리한다 = 거짓말을 한다"라고 지적한 것이다. 이런 '거짓'에 대해서 선생님은 〈간호 관리〉(제22권 10호)에서 대담의 마무리로서 다음과 같은 매우 인상

그 이론 뒤에 붙여진 참고 도서를 살펴보고, 그중에서 중요하다고 생각되는 문헌을 스스로 찾아보고, 알든 모르든 어쨌든 읽어본다든지 하는 것 말이에요. 그런 것을 일체 하지 않고 단지 부분만 인용하여 발췌한 것만 따라 할 뿐이라면 원숭이라도 할 수 있지요.

● 그러니까 "무리를 하지 말라"는 것의 의미는, 각각의 교육에서 단지 지식을 얻기 위한 벼락치기 공부나 단편적인 교환보다 어딘가에서 학문적인 감각으로 이어지는 것을 전하는 게 중요하다는 말씀이시네요.

나카니시　학문적인 범절을 몸에 익히는 것이 우선 중요합니다.

간호사를 망친 것이 간호교육이다

나카니시　저도 그렇지만, 상당히 많은 간호교사들의 머리에서 동맥경화가 일어나고 있다고 생각해요. 간호가 변하지 않는 것은, 간호교사의 머리가 전혀 변하지 않기 때문이에요. 그게 그러니까 20년

적인 글을 남기고 있다. "(전략) 간호교육 제도에는 기만과 금기가 교묘하게 내포되어있다. 그것을 스스로 제거하면서 진정한 간호사의 모습에 학습자 스스로 접근하도록 교육하는 것이 진정한 간호교육이다. 그렇지 않으면 실천적인 리더 간호사는 자라나지 못한다. 거짓말을 하지 않는 간호교육의 일면을 오늘 대담에서 들여다볼 수 있기를 바란다."

전, 30년 전의 내용을 아직도 그대로 가르치고 있으니까요.

● 그 점에 있어서는 확실히 그러네요. 그러니까 많은 간호이론을 가르치고 있지만, 그 이론이 벌써 30년 이상, 심지어 반세기도 넘은 옛날 것이고, 더구나 미국에서 들여온 내용들이잖아요. 물론 그 이론들이 간호학에 공헌한 역사적 역할과 의미의 중요성은 말할 필요도 없어요. 하지만 요즘 간호 상황과 어울리지 않는 점도 많다는 거죠.

나카니시 요컨대 자신들이 지금 배우고 있는 내용을 바꾸지 않으면 안 된다고 생각하면 머릿속이 새하얘지고, 아이디어도 나오지 않지요. 그러면 불안해지니까. 예를 들어 언제까지나 간호 과정에 매달린다든지 그렇게 되어버리는 거죠.

● 저는 그 말씀이 "간호사를 망친 것은 간호교육이다"라는 선생님의 말씀과 일맥상통한다고 생각해요. 그리고 보니 선생님이 처음에 이 말씀을 하셨을 때, 저는 제 귀를 의심했어요.

나카니시 어머! 그래요?

● 그도 그럴 것이요, 간호학과 회의에서 선생님이 다양한 이야기

를 하신 다음, 상당히 상기되신 채 굉장히 힘을 주어 이렇게 강조
하셨어요. "결국 요즘 간호사들을 이런 상태로 만들고 망친 것이
간호교육입니다!"라고요. 그때 저는 그 말씀에 정말 놀랐습니다.

나카니시　그러니까 몇몇 동료 교사들은 간호교육을 이전처럼 하면
안 되겠다는 주장을 강력하게 했어요. "어떻게든 해야 한다!"는 생
각을 갖게 된 거지요.

● 확실히 인식은 그럴지도 모르겠습니다. 하지만 제가 많이 놀란
이유는 선생님 자신이 간호교육에 있어 그 누구보다도 정통파신데
도 자신을 스스로 부정하듯이 "간호교육 자체가 문제의 원인이다!"
라고 하셔서였어요. 그리고 간호교육이 쓸모 있고 없고를 생각하
는 것보다도, 교육과 학문이라는 것이 자신과 관련된 현상에 대한
비판력을 얼마나 가져야 하는가라는 매우 급진적인 문제 제기를
하셨다는, 다시 말하면 학문의 바람직한 자세로 보면 간호교육은
쓸모가 없다고 말씀하신다는 생각이 들었거든요. 그래서 정말 감
동했습니다.

나카니시　이거 정말! (웃음)

● 대학이라는 곳에 와서 저는 '학문'이라고 할까, 뭐 그런 것의 정

수를 처음 느꼈다고 할까요.

나카니시 그건 그럴지도 몰라요. 그렇지만 저는 그 정도까지 깊이 빠져들지는 못해요.[8] 만일 정말로 스스로 깊이 빠지려고 했다면, 그러니까 저는 모순덩어리라서 간호교육을 계속할 수 없었을 거예요. 진심으로 파고들면 무서워져요. 그러니까 마치 어딘가에 객관화할 만한 여유를 남겨두었다는 점은 있어요.

간호기초교육은 필요악이다

나카니시 저는 간호기초교육은 필요악이라고 생각해요.[9] 간호기초교육의 교육 목표를 좀 보세요. 어느 누구라도 기가 눌리게 돼요. (웃음) 일반적인 감각을 가지고 있으면 그런 대단한 인간상을 자기 자

8, 9 "간호사를 망친 것이 간호교육"이라는 말의 핵심은 좁은 뜻의 간호교육 비판에 머물지 않고, 일종의 학문론으로서 자기비판적 관점이 보다 본질적이라는 생각을 갖고 있다. 그러나 주석 8의 "그 정도까지 깊이 빠져들지는 못해요"라는 말도 또한 반격을 당했다.

그 뒤에 선생님은 '현실주의자'의 필요성을 이해시켰다. '학문적 자기비판'이라는 것처럼, 자칫 잘못하면 형식주의라든가 모토 같은 게 되어버릴 것 같아 '들뜬 마음(선생님이 자주 사용하는 용어로, '불확실하여 믿을 수 없다'는 의미다)' 같은 식의 관념론을 선생님께서는 여전히 신용하실 수 없었던 것이다. 거기서 예로 든 것이 주석 9의 '필요악'이라는 단어이다.

이미 현실에 있는 것은 당연히 이념적인 것에 걸맞지는 않지만 일단 존재하기는 한다. 그건 어쨌든 확실하게 있고, 비록 이념적이지 않은 상태로 있더라도 그것을 참조하기 위해서, 말하자면 '필요악'이라고 인정하면서 현실적인 수정을 계속할 수 있다. "그러기 위해서라면, 어떤 현실에서도, 어쨌든 거점으로 이용하면서 철저하게 비판해야 하는 것이 현실주의자다"라는 이유가 될 것이다.

신에게 적용할 수 있을까요? 모두 열등감이 생기지 않을까 싶어요.

● '필요악'이란 단어는 선생님께서 자주 사용하시는 말인데요. 예를 들면 "임상의 현실에 맞추려는 실습 교육은 안 된다"고 하셨지요. 그런데 지금도 선생님께서는 "'임상에서 배우는 일이 있을 수 있는 일이다'라는 것은 필요악이다"라고 말씀하셨습니다. 즉, 그러한 것을 생략하고 오로지 현실 원칙만 따르는 것은 안 된다고 말이지요.

나카니시　그러니까 말이죠. 별것 아니라고 생각하면서도, 어떤 상황에서 바로 그 '별것 아닌 것'이 필요하다면 취하는 걸 주저하지 않아요. 그러니까 아무리 시시해도 일종의 수단으로서 이용할 수 있으면 선택한다는 거죠.

● 결국 말씀하시는 것을 정리하자면, '필요악'이라는 것을 '어떤 의미에서 상당한 문제이기도 한 난센스'라고 인식하더라도 말이죠, 반대로 그것으로부터 뭔가를 배우거나 다른 방향을 발견해나간다는 것은 그것 자체에 의미가 없다고 할 수 없고, 오히려 필요하다는 거죠?

나카니시　네, 그래요. '상황에 따라서'라는 말이 붙어야 하지만요. 이를테면 "인간을 종합적으로 이해한다"는 말을 조금 깊이 생각해보지요. 그러니까 말이죠, 누가 그렇게 대단한 일을 할 수 있을까요?

그렇지만 '간호기초교육이 필요악'이라는 말의 의미는 조금 다르지요. 요컨대 목표를 도달할 수 없을 만큼 높은 곳에 두고 있으니 제도부터 바꿔야 한다는 얘깁니다. 그럼에도 간호교육의 일환이라면서 말이지요, 간호사 인원수 먼저 채우는 식의 제도 개혁에만 몰두하고 있어요. 그러한 방법 자체에 문제가 있으니까, 간호사 인원수 먼저 채우는 것에 대해 생각하지 않으면 안 된다고 생각해요.

그렇다면 "학생들이 현실적으로 어디까지 할 수 있게 하면 좋을까?"라는 인식에 대한 논의를 좀 더 신중하게 하지 않으면, 간호를 배우는 학생들 모두 자존감이 떨어진 채 졸업하겠지요. 다시 말하면 자신감 없이 조직 속에 들어가 대집단을 만들어간다는 뜻이에요.[10] 그러니까 그 '대단한 임상'이라는 현실에 빠르게 적응할 수 있는 젊은이요? 그렇게 많지 않다고 생각합니다.[11]

[10, 11] 원래 의료현장에 대해서는, 자칫 기술적인 부분이 강조되기 쉽지만, 그 내막은 인간관계와 조직의 바람직한 자세 등으로 복잡하게 얽혀있는 현장의 어려움일 것이다. 그러한 상황을 가리키기 위해 "임상의 무시무시한 현실"이라는 말도 만들어졌다고 생각된다.
만약 현장에서의 복잡함을 학부의 교육 과정에서 재현하는 듯한 교육 내용(노하우교육)을 전개한다면 어떨까? 아무리 해도 학생들은 기반을 쌓지 못하는, 자신감 없는 대집단밖에 될 수 없을 것이다.

간호교육은 덧셈만 하고 있다

● 그러나 현실에서는 교육의 평준화와 전문화를 지향하고, 달성해야 하는 막대한 양의 목표를 제시하는 핵심 교육 과정에 따라 급박하게 진행된다는 생각이 들어요. 특히 최근에는 현장에서 불만을 표출하거나 요청을 많이 해요. 신입 간호사들이 고도의 의료 기술에 적응하지 못하고 그만두니까요. 그래서 좀 더 엄격한 교육을 해달라는 압력도 상당히 세다고요.

나카니시 간호는 근본적인 검증도 하지 않고 덧셈만 해오지 않았습니까?[12]

● 결국 그건 "간호의 전문성과 독자성을 어떻게 높여가는가?"라는 주술적인 문제의식으로 얽혀버리면서 끝도 없이 계속될 가능성이 있다는 말씀이네요. 사회적 상황의 다양한 변화와 그로부터의 정치적·정책적 압력이 있다는 건 알고 있습니다. 그런데 그것이 마치 덧셈만 해대는 노하우교육처럼 이루어진다는 뜻인가요?

나카니시 점점 급박하게 진행되고 있어요. 다만 대학원 교육은 조금 다른 관점에서 볼 필요가 있겠죠.

● 그러한 상황에서 어딘가에 남겨지게 된 건 없을까요? "노하우교육과 전문기술자교육이라는 것은 어느 정도 당연하지만, 간호기초교육이라는 것은 그것뿐인가?"라는 이야기가 돌고 있지요. "노하우교육을 일종의 필요악으로 인식한다면, 그에 따른 간호는 전반적으로 무엇을 지향해야 하는가?"라는 본질적인 비판적 사고방식을 가져야 합니다. "그렇지 않으면 아마 이러한 일련의 흐름은 변하기는커녕 가속화될 뿐이지는 않는가?" 하는 느낌이 듭니다.

나카니시　요컨대 교육에 대한 요구(사항)는 시간이 지날수록 늘어납니다. 절대 줄어들지 않아요. 지금 같은 시대에도 그렇고요. 간호교육의 숙명도 그렇잖아요? 그러니 그저 그때그때 밀려오는 요구에 따라 기본적인 교육 내용을 어떻게 정리할지 고려하기보다, '버릴 것'까지 생각하면서 정리해야 한다고 생각해요.[13] 그렇지만 버리는 데는 용기가 필요하지요.

● "'받아들일 수 없습니다!'라고 말하는 용기가 없다"고 할까요? 이제는 강박적으로 만들어내는 시대적 흐름에 강제로 묶이면서 '받아들일 수 없다'든가, '버린다' 같은 판단 자체를 하기가 어렵지요. 그렇게 막다른 골목에 몰리고 있다는 생각이 드는군요.

　그러니 "더 이상 교사들이 지나치게 철저하게 가르칠 필요가 없다"[14]든가, "학생들의 자기학습 능력을 기대하고, 조금 더 여유를 가지고서 학생들에게 집중해야 한다"[15]는 선생님의 말씀은 본질에 접근했다고 생각합니다. 그렇지만 항간에서는 "그러한 것에는 그다지 가치가 없다"든지, "고루하다"든지, "그렇게 눈에 보이지 않는 철학적인 이야기만 해대면 현장만 어렵지 않으냐" 같은 말들도 나오고 있습니다.

학생이면서 직원이라는 생각

나카니시　확실히 현장에서는 간호교사들에게 정신적 압박을 가하고 있어요. 현장의 요구에 응하지 않으면 실습을 없애버린다든가, 아예 받지 않겠다든가 같은 압력이 끊임없이 들어온다고 해요. 그렇지만 그런 건 어느 정도 시간을 가지고 현장과의 관계를 이어가면 상당히 완화될 수 있는 부분이랄까요? 여유도 좀 있고 현장에 리더가 있는 곳은, 그러한 수용 자세가 너무나도 잘 갖춰져있다고 생

12~15　작금의 간호교육의 내용 확대나 고도의 전문화에 대해 "근본적인 검증도 없이 덧셈만 하는 식"이라는 표현이 한편으로는 숙명적인 요구가 증가되고 있다는 것을 보여준다고 평가되고 있다. 그리고 근본적인 검증과 요구 자체를 버리는 것이 필요하다고 설명하면서, 요컨대 단순히 "요구들을 더하는 것만이 더 빨라지는 상황의 위험성"과 "그것을 보다 깊은 차원에서 검토해야 할 필요"를 지적하고 있다.
　보통 '많은 사람들이 동시에 이동할 때처럼' 급격하고 일방적인 사태에 대한 치료용 '약'으로서 주석 14 및 15와 같은 말이 가장 적절하다고 생각한다기보다, "이러한 상황이기 때문에 간호를 배우는 학생들이나 간호사들이 평범하고 인간답게 살기 위하여" 선생님의 이러한 말씀(격언)이 지극히 보호적인 따스함과 용기가 있다는 강한 인상을 품은 것이라고 본다.

각합니다. 요컨대 바로 학생들이나 교육에 맹목적으로 기대하지는 않는다는 거죠.[16]

제가 재밌다고 생각하는 것이 있는데요, 예전부터 간호교육은 거의가 간호전문학교에서 했잖아요? 간호전문학교에서 간호를 배우는 학생이란 어쩐지 '월급을 주지 않는 피고용자'라는 의미가 있는 것 같아요. 그래서 현장 사람들의 입장에서 보면 학생은 모두 자신의 후배이자 일종의 부하라는 의미도 있지요.

● 그렇지요. "노동력의 일부니까 우리 일도 도우라!"는 뉘앙스도 있어요.

나카니시　바로 그 말이에요. "우리 마음도 알아주라"든가, "이런 상태로 신입 간호사가 되면 곤란하다"든가 하는 식이죠. 결국 간호를 배우는 학생들은 우리 집 아이인 거죠. (웃음) 원래, 받아들이는 쪽에서 자아분리가 되지 않잖아요.[17] 그래서 모른 체 할 수가 없어요.

16, 17　현장 실습에서는 교육하는 측과 현장 측의 관계 조정이 물론 중요하지만, 기본적으로 양측이 무리하면서 지나치게 기대하는 방식이 문제라는 지적은 역시 나카니시 선생님다운 독특한 생각이라고 본다. 이러한 생각은 교육을 하거나 현장에 있다 보면 할 수 없게 되는 경향이 있는 만큼, 더 중요한 관점이다.
또한, 임상이 마치 간호를 배우는 학생을 우리 집 아이처럼 생각하는 것의 폐해를 '자아분리가 되지 않은 상태'라고 지적하고 있다. 여기서 알 수 있는 것은 임상실습을 단순히 임상이라는 실천 영역에서의 연속 수행 기간처럼 파악할 수 있다는 것의 오류이다. "임상의 현실에 맞춘 실습 교육은 안 된다"고 하는 선생님의 명제도 있듯이, 임상교육과 임상실천은 오히려 독립된 서로에게 영향을 줄 수 있는 동료라는 인식에 이르는 것이 중요하다.

제 경험담인데요, 한 학생이 환자를 외래까지 안내하는 실습을 했어요. 그 학생이 환자의 진찰이 끝나기를 기다리면서 그 외래 가까이 있는 중앙 홀에 전시된 그림을 보고 있었죠. 대기 시간에 멋진 그림도 좀 감상하고 그럴 수 있잖아요? 헌데 마침 그곳을 지나가던 간호부장이 "너, 지금 뭐하는 거야!" 하고 난리를 피운 거예요. 그렇듯 간호전문학교의 학생은 '학생이면서 직원'이라는 얘기예요. 헌데요, 그런 정도의 일은 그냥 놔둬도 되잖아요?

● 《방법으로서의 간호 과정》[18]이라는 선생님의 저서에 나오는 구절이 생각나네요. "임상에서의 소리는 물론, 교사들이 빠진 함정도 있다. 그건 '임상실습 하러 나왔다면 여하튼 부지런하게 움직여라', '크게 마음먹고 실습하러 나온 이상 체험할 수 있는 일은 전부 체험하는 것이 바람직하다'는 전통적인 사고방식이다"(142항)라는 문장입니다. 이것도 현장에서 시키는 대로 비슷한 경우를 따른다는 사고방식이지요. 그런데 아직도 이와 같은 사고방식이 곳곳에 남아있는 것 같아요.

나카니시　아직도 그래요? 세상에, 그 책 30년 전에 쓴 건데!

18　1987년 유미루 출판에서 발행된 나카니시 선생의 저서다. 현재는 절판됐다.

● 그렇게 DNA에 새겨진 것처럼 집요함이 느껴지는 점이 아직도 있습니다. "실습이라면 어쨌든 침대 옆을 따라가기만 하면 얼마든지 할 수 있다"라는 규칙도 어딘가에 남아있어요.

나카니시 그렇군요. 요컨대 다른 문화니까요.

● 하긴, 다른 문화랄까요? 그러니까 "간호는 실습 교육이야. 그런 건 원래 이런 것이지" 같은 매우 강고한 확신과 신념이 배어있다 보니 이제는 맞서기 어려운 상황에 놓인 것 같습니다.

나카니시 왜 변하지 않을까요? 뭐, 그게 장점이기도 하고, 일종의 '안정적인 상태'로 이어져서일까요? 하지만 일반적으로 자기변혁의 계기가 없다는 게 참 아쉬워요.

'교육 목표' 같이 딱딱하고
어려운 언어로 쓰는 것은 무리

나카니시 임상교육이 바뀌지 않는 이유는 '경쟁이 없어서'예요.[19] 뭐, 그나마 있는 '경쟁'이라는 것마저 '침대가동률' 같은 숫자뿐이잖아요? 그런 것으로도 임상교육을 어느 정도 객관적으로 파악할 수 있다고 할 수 있겠지요. 하지만 제대로 평가할 수 있다고 확신할 수 없기에 어려움이 크지요.

● 그런데도 그 안에 있는 구조의 의미와 개념을 현장의 사람들에게 이해시키는 게 더 큰일 아닌가요?

나카니시　저도 현장 사람들에게 구조의 의미와 개념을 이해시키려고 했더니, 간호부장들이 굉장한 거부반응을 보이더라고요. "우린 대학생들을 지도할 수 없어요. 지도교육 같은 것 할 수 없다고요! 침대는 빌려드리죠"라고 하더라고요. 당연히 "침대를 빌려주겠다니? 거기에 있는 환자의 것인데?"라고 생각했지만요. (웃음)

　그때 퍼뜩 깨달았어요. 그런 건 논의할수록 부적절해진다고요. 관계를 맺을수록 연관성이 어색해진다고요. 그러니 이쪽은 가급적 부드럽고 상냥하게 현상을 말하려 하는데도, 그걸 받아들일 준비가 되어있지 않았던 거죠. 제 의견을 받아들일 생각이 없는 분들과 학교의 방침 등에 대해 이야기를 나누는 대신, "자, 일단 해보지요.

19　'경쟁'이라는 단어는 나카니시 선생님에게서 비교적 자주 듣는 단어 중 하나다. 실제로 옆에서 봐도 선생님께서는 다양한 면에서 극복하려고 노력하거나 대항하고 있음을 잘 알수 있다. 다만 나는 경쟁 때문이라기보다 자신의 신념 때문에 주장하고 노력한다고 본다. 그런 기개 있는 상사의 모습은 나를 비롯한 교원들의 사기를 높이는 데 충분하면서도, 부하인 교원에게 직접 지시하듯이 압력을 주는 일은 없었다. 오히려 좋아하게 만드는 데 가까웠다. 선생님이 그렇게 말씀하시는 이유는 한계가 있는 교원이나 부족한 인력 등을 고려하셔서인지도 모른다.

이런저런 문제가 나오면 그때마다 이야기하지요"라고 했지요. 특히 현장에 오래 있는 사람들에게는 '임상실습'이나 대학에서의 '교육 목표' 같은 걸 꽤 딱딱하고 어려운 말로 써주면 안 돼요.[20]

수렵민족과 농경민족의 차이 같은 것도 있을지 모르지요. 수렵민족은 언제나 목표를 확실히 정하지 않으면 살아갈 수 없으니까요. 농경민족은 비가 오거나 날씨가 좋지 않을 땐 참을성 있게 기다리는 것이 목숨을 이어가는 길이지요. 수렵민족인 유럽과 미국의 교육 시스템에서 들여온 것을 그대로 사용하기 때문에 위화감을 느끼지도 모르겠어요.

● 확실히 간호 과정은 문제 해결 과정이지요. 그러니 그 목적은 '문제 해결'입니다. 그러므로 무엇이 문제이고, 그 원인은 무엇인지를 다양한 가능성에서 발견해내는 것이 핵심이지요. 거기에는 '문제 지향'이라는 강한 목적의식이 포함되고요.

---

[20] 현장 실습의 목적과 목표에 대한 논의는 《임상교육론》에 모두 자세하게 제시되어있다 (85~94항). 여러 구체적인 사례를 비교·검토하면서 그 효용과 한계에 대해 기록했는 바, 그 속에는 "보통 공통적으로 말할 수 있는 것은 이들을 모두 문자 그대로 해석하면 학생들은 아마도 절망해버릴 것이다"(92항)라는 문장이 있다.
나카니시 선생님께서는 교육과 실습의 목표가 가질 수밖에 없는 어느 정도의 추상성을 인정하시면서, 너무 비현실적이며 이념적이고 한편 문어발식으로 번져 딱딱하고 어려워진 목표의 방향에 이의와 위화감을 갖고 있는 것이다. 바로 그런 무리가 가져오는 교육 자체의 거짓과 폐해에 대해 우려하고, 여기서도 현실주의자가 되라고—그러니까 현실을 내다보라고—말한다고 본다.

나카니시　생각한 바와 같이 수렵민족은 여러 행동적인 면에서 확실한 목표가 있어요. 다이어트를 할 때도 제1 단계 달성, 제2 단계도 달성 같은 목표를 정하고, 그걸 확실하게 실행해요.

● 다만 조금 전 하신 "딱딱하고 어려운 말로 쓰면 안 된다"라는 말씀에는 격하게 동감합니다. 이렇게 말하는 저 자신도 그렇습니다만, 그렇게 많은 실습 목표를 세우고, 더구나 교육 목표까지 딱딱한 말이랄까? 어려운 말로 가르치면 배우는 사람 입장에서는 정신이 붕괴될 것 같겠지요.

나카니시　그래요. 너무 딱딱하고 어렵지요.

● '딱딱하고 어려운 말'로 그 정도의 목표를 세우면, 솔직하게 말씀드리자면 그 누구에게도 안 먹힐 거라 생각해요.

간호사는 대중이다

● 그 와중에 선생님께서는 "간호교육은 좀 더 스스로를 성찰하고, 학생이 문제의식의 씨앗을 스스로 파악하게 하는 자기학습 능력을 기르게 하는 것이 중요하다"고 늘 말씀하시잖아요?

나카니시　간호사도 일반인이지, 전문가가 아니에요.[21]

의학서원 사에서 나오는 잡지도 점점 만화나 삽화가 늘고, 그렇지 않으면 팔리지 않는다고 하더라고요. 그러한 현실에 대해서 무리하게 획일적인 방법을 사용하려고 하면 여전히 같은 현상을 반복할 뿐이지요.[22]

● 음, 제게는 어쩐지 너무 어려운 이야기네요. 선생님은 항상 직선적이지 않고 우회적으로 말씀하셔서 쉽게 이해하기가 어려워요. (웃음)

그러나 '할 수 없다'와 '무리!'라는 선생님의 표현은 결국 "틀렸어! 꿈도 희망도 없어!"라고 말씀하시는 게 아니라, 오히려 '단 한 가닥의 희망'을 강력히 요구하는 것이라고 믿고 있습니다.

나카니시　그 '단 한 가닥의 희망'이라는 건 대학과 대학원이 제 기능

21　이는 오로지 전문직을 지향하면서 달리는 간호직 종사자들이 예상해본 적도 없는 말일지도 모른다. 나카니시 선생님이 말씀하시기를 "일반인이란 ① 사회 체제를 유지하는 주요 요원이며, ② 비판력이 부족하고, ③ 어떻게라도 변할 수 있는 특성을 가진 존재"인 것이다. 여기에서 '일반인'이라는 표현을 쓰는 이유는 내가 학생들의 자기학습 능력과 관련하여 간호교육의 중요성에 대해 말한 것에 대한 이의 때문이다. '일반인인 간호사'라는 말 뒤에는 교육 제도에서 본 간호사집단구성의 복잡함이나, 교육에 대한 투자와 관련된 각각의 차이 등 다양한 현실적 문제를 생각하지 않으면 안 된다는 의도가 엿보인다.

22　간호사들이 가진 대중성(일반인들이 좋아하는 면)을 더욱 단적으로 우려하여 표현했다. 일반인들에 대한 획일적인 대응은 일반인들의 융통성 있는 비판으로도 거의 비슷한 획일적인 대응의 재현밖에 기대할 수 없으니 그것 자체에 한계가 있다는 주장이다.

을 하는 거라 생각해요. 요컨대 학문이란 범주에 들어가는 교육의
모양새를 조금씩 바로잡아야 해요.

● 무리를 하면 획일적이 된다고 하셨잖아요. 그건 "그때 그 장소
에 있는 인재에게 보다 적절한 교육을 하거나 동기를 부여해주어
야 한다"는 말씀인 거죠? 그러니까 인간중심적인 것에서, 요컨대
학습자중심적이라고 할까요?

나카니시　그렇긴 해요. 하지만 '학습자중심적 교육'이라는 것은 이
념적으로 생각하면 너무 사치스럽죠. 그런 교육을 할 교사들을 질
적으로나 양적으로나 제대로 확보하지 못한다면 정말 무리고요.[23]
그래서 만약 그런 교사들을 확보하지 못한다면, 어떤 방법을 대체
수단으로 쓸지도 좀 더 진지하게 생각해야 한다고 봐요.

　그리고 그것이 단지 이념으로만 굳어져서는 안 된다고 보고요.[24]
예를 들어 학생들에게 직접 이론적으로 비판적 사고에 대해 설명
하더라도, 그 첫 단계는 어떤 일에 대해 우선 배우면서 말할 수 있

23, 24　새로운 간호사상에 대한 기대감을 단순하게 '간호교육'으로 연결하려고 하는 나의 의
견을 나카니시 선생님께서는 자주 "무리예요!"라고 평하셨다. 이것은 선생님의 독특한 현
실주의적이고 반어적 표현이기도 하지만, 이는 주석 5의 이야기에 나오듯이 교육의 질에
관한 문제이자, 획일적인 간호교육 자체에 대한 지적이기도 한 것이다. 게다가 "자기학습
능력을 중시하라'는 작금의 교육 현상 속에서 모양만 남은 이념이라든가 목적에 구애받지
않고, '무리하지 않는다'라든가 '거짓이 없다'와 같은 교육의 바람직한 방식을 현실상의 제
약 속에서 어떻게 실현할 것인가 같은 문제를 제기하는 것도 된다.

어야 하는 거지요.

비판적 사고와 별도로 '간호관리학' 시간에 4학년 학생들에게 병원의 홈페이지를 비교·검토하라고 시켰어요. '좋은 간호'를 전면에 내세운 몇몇 유명 병원의 홈페이지를 컬러로 인쇄하고, 다른 병원의 홈페이지와는 어떤 차이가 있는가를 모두 ○와 ×로 체크해보라고 했지요. 그랬더니 상당히 비판적인 거예요. 4학년인데다 취업 준비 단계라 냉정한 평가를 하는 거죠. 그러니까 그거야말로 비판적 사고 아니겠어요?

● 그렇군요. 이론적 틀 안에서 탁상공론이나 하기보다는, 학생들이 그렇게 늘 스스로 생각하고, 그것을 어떻게 의식화·언어화할 것인가 스스로 궁리하게 하는 방법이 오히려 학생들에게 잘 맞을 수 있겠네요.

나카니시 그렇지만 그러한 걸 할 때, 대학원생이라면 좀 더 구체적인 예를 들 법하지요. 그런데 생각해보라고 해도 일단 '나오지 않'더라고요. 즉, 관념적으로 단단히 멈춰있는 거죠.[25]

---

[25] "관념적으로 단단히 멈춰있다"는 것은 무슨 뜻인가? 하나는 문자 그대로 사고력이나 발상, 질문이 부족한 것이라고 할 수 있다. 그러나 나카니시 선생님이 비판적 사고에 대한 실천적이고 유연한 태도와 해석으로 밝혔듯이, 어떤 관념이나 개념을 소화하지 않고서 통째로 삼킨 상태라고도 할 수 있다. 그 결과 현실적인 의역이나 적응이 곤란해진 상황인 것이다. 이런 경우는 관념을 앞세우거나 위에 내세우는 대학원생들에게 흔한 경우라고 할 수 있을 것이다.

● 간호는 언제나 이론, 이론 하지요. 중이론, 대이론으로 나누고, 거기서부터 "이론에 기초한 사례 검토·연구가 어쩌고" 하지요. 하지만 그건 '반대' 아닌가요? "어떤 틀과 이론이 유용한가?"는 사례가 가진 특징과 관련이 있어야 하니까요. 미리 틀을 정한다는 것은, 오히려 '거꾸로 가는 것' 같아요.

나카니시 그렇게 모양만 검토하면 결국 작업량만 많아지고요, 결론도 쓸모없어요.

● "교사가 단 하나의 논리로만 가르치려고 한다면, 그전에 진지한 비판력을 갖춰야 한다."(《임상교육론》, 제56항) 이것을 교육자로서 명심해야 한다고 선생님이 말씀하셨죠. 이렇듯 이론이라는 것은 단지 형식주의·교조주의에 빠지면서 '경전' 같은 게 된다는 거군요.[26]

---

[26] 나카니시 선생님은 간호이론의 의의와 장래를 경전과 같다고 말했다. 일종의 권위나 역사성을 갖는 언어 표현이라는 의미일 것이다. 그런 의미로 본다면 간호학 자체가 관념적인 교착 상태에 빠지면서, 진지한 비판력을 잃고 경전처럼 되는 일도 벌어질 수 있다.

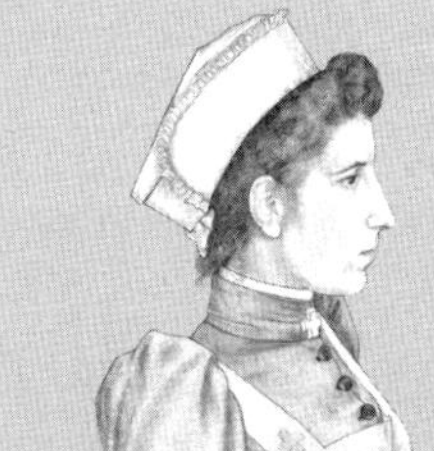

NO라고 말하는 간호사

제4장

'노No'라고 말하는 간호사를 키워라

간호는 더욱 소신껏 할 수 있으면 좋겠다

● 선생님께서는 자주 "'노No'라고 말하는 간호사를 키우라"든가, "더욱 소신껏 일할 수 있는 간호사를 양성하라"고 말씀하시더군요.

나카니시 그래요. 저도 그렇게 해서 '간호사'라는 자격을 취득했으니까요. 그런 식으로 각자가 자신이 처한 위치라고 할까? 앉을자리와 거처를 확실하게 볼 수 있으면 좋지 않겠어요?

그러니까 "'노No'라고 말한다"거나 '소신껏'이라는 것은, 특별히 그 자체가 능력이라는 것도 아니지만, 간호사집단에는 필요한 개

성인 거예요. 경력 계발이라는 게 그렇잖아요? 경력에 대한 개념이
란 자기가 해왔고 또 하고 있는 일을 어떻게 평가하고, 자기실현은
어떻게 해나갈 것인가 하는 생각이니까요. 당연히 개인의 자기실
현에 대해서까지 타인이 "너는 좀 더 소신껏 하라"는 주제넘은 소
리를 할 권리도 없는 것이고요.

● 그렇지만 "'노No'라고 말하는 간호사가 되라"든가, "'노No'라고
말하는 간호사를 키우라"고 하시면서, 학생들의 자기학습 능력이
중요하다는 말씀도 자주 하시잖아요?

선생님께서 간호교육을 하는 쪽의 의도나 평가를 학생들에게 강
조하신다면, 학생들의 자율성에 관한 논점도 늘 더불어 언급된답
니다. 그런 의미에서는 자기학습 능력이라는 키워드도 문자 그대
로 "자율적이고 능동적인 자기 연마와 상승 지향"같이 이상하게 견
고한 명제는 되지 않는다는 거예요. 그렇다기보다는 "각자가 지닌
개성의 다양함 속에서 자신의 개성을 소중히 여기면서"라는 그런
말씀이신 거지요?

나카니시 음 어쨌든, 소신껏 하면 된다고 생각하고 있어요.[1] (웃음)

요컨대, 경쟁 사회의 역학관계 속에서 저절로 뽑히고 앉혀진 높
으신 분들식의 사고방식은 간호업계에서는 위험하다는 거예요. 단,
경쟁 원리는 필요하다고 생각해요. 어디에 필요한가 하면, 경쟁을

이용하는 지도자에게가 아닌, 그 속에서 생존하는 개개인에게 필요하다는 거죠.[2]

● 그러면 경쟁 원리의 의미 자체도 상당히 달라지는데요? 서로를 소모시키는 주어진 원리라기보다는, 그 개인에게 동기를 부여하는 것이기도 하니까요.

　지금까지 선생님의 주옥 같은 말씀을 저는 비교적 상당히 표면적으로 받아들인 것 같네요.

나카니시　그런가요? 제가 말을 좀 못하는 편이라서요.

---

1 문맥을 파악하지 않고서 보면 단지 그냥 하는 말처럼 보이겠지만, 이는 나카니시 선생님의 교육관의 단면을 보여준다고 생각한다. 물론 "소신껏 마음대로 하면 된다"는 뜻은 아니다. "'노No'라고 말하는 간호사' 혹은 '하고 싶은 대로 하려는 간호사'라는 의미에서, 즉 자율적·능동적으로 하라고 권하는 의미에서 마음껏 하라는 뜻이다. 그리고 학생의 자기학습 능력이라는 논점에서 본다면, 자기학습의 의미는 자기 자신의 뜻대로 한다는 자유의지에 기반을 둔 관찰과 학습에 대한 지지를 말한다고 본다.
　그 의미를 조금 더 깊이 생각해보자면, 교육에 대한 기대가 비현실적으로 지나치게 크기(제3장의 주석 5도 참조)때문에 교육 그 자체의 한계와 의미를 보다 현실적으로 성찰하고서, 이에 따라 비현실적으로 큰 기대를 하거나 무리하는 것을 자제해야 한다는 뉘앙스를 내포하고 있다.

2 '경쟁(제3장의 주석 9에도 있음)'이라고 표현했지만 나카니시 선생님은 "경쟁이라는 말에는 당연히 경쟁 상대라는 개념이 포함되어있다"고 보기 때문에 이 문장이 중요한 것이다. 다만 여기에서 경쟁의 의미는 지도자·관리자의 인적 관리 수단은 아니다. 사실, 선생님이 학과장을 맡으면서 그런 경쟁을 촉진시킨 경우는 없었다. 그리고 여기에서 무엇보다 중요한 것은 경쟁이 병원이라는 조직에서 생존하는 개개인에게 필요한 것이라는 점이다.
　그러니까 선생님 말씀의 의미는, 도구적이고 수단적이며 공격적인 경쟁이 아니라 스스로가 '생존 = 살아남기' 위한 동기를 부여하기 위한 경쟁이기 때문에 그 경쟁 상대도 자신의 목적에 따른 경쟁 상대이고, 그 경쟁도 어디까지나 자율적인 자발성을 요구하는 경쟁이라는 것이다.

● 그렇다기보다 선생님이 하시는 말씀의 의미를 제가 파악하지 못한 것 같네요. 그러니까 자기학습 능력이라면 자기계발적이고 진보적인, 또는 향상주의만 추구하는 것까지 포함할 수 있지만, 그렇지는 않아요. 교육이라는 것이 그런 것에 모두 포함되어버린다면, 선생님 말씀같이 "소신껏 해도 좋다"는 될 수 없지요. 개개인이 다르다 보니 각자의 삶을 중시하는 것이야말로 바로 자기학습에서의 '자기'가 아니겠어요?

나카니시 맞아요. 그래서 '소신껏'이라는 건 개인의 선택이 작용하는 거잖아요. 그러니 교사라든가 교육하는 쪽이 억지로 조작적으로 끌고 가는 것 같은 노력은 그만두는 것이 낫다고 생각해요.[3]

그리고 새로운 개념이 나왔더라도 〈간호교육〉지에서 "우리 모두 다 같이 이렇게 합시다!" 같은 특집을 내는 건 영 아니라고 생각해요. (웃음)

---

3 주석 1의 '소신껏'이라는 말의 의미에 대해 나카니시 선생님이 직접 보충설명하신 의미는 "'소신껏(마음대로)'은 단순한 방종이 아니라 개인의 의지로 선택하여 일하는 것이다. 그러니 그것 자체가 교육적으로 중요하다"는 주장이다. 그러므로 교육을 하는 쪽도 무리를 해가면서 학생을 지나치게 이끈다는 지적을 받고 있다.
간호교육을 하는 교사는 학생들이 자발적으로 '소신껏 하기'에 이르는 자기학습 능력이 있다고 믿는다. 그래서 그러한 자세나 환경을 이끌고 조성하고 유지해야 하며, 교사가 하고 싶은 대로 무리하게 교육하지 않는 편이 좋다는 것이 선생님 말씀의 요지다. 이는 일종의 교육적 허무주의로 보일 수도 있지만, 선생님은 오히려 "일본이라는 나라의 모든 현실과 제대로 마주하고서도 진정한 허무주의를 느끼지 않는다면 그것 자체가 속임수인 것이다"라고 강력히 주장하고 있다.

● 그러한 점이 선생님의 재밌는 부분이지요. 명제적命題的으로 보자면, 그건 대체로 "결코 그런 걸 목표로 해서는 안 된다"는, 특히 "모두 다 함께 그러면 안 된다"는 것이지요?

나카니시 아니요, 그게 아니고요. 어떤 의미에서 저는 달관했다고 할까나요.

● 그런데도 선생님은 '필요악'이나 '짙은 화장', 그리고 "'노No'라고 말하는 간호사' 같은 꽤 독자적이고 예리한 표현을 사용하는 걸 주저하지 않으시잖아요?

나카니시 그건 말이죠, 엉덩이를 두들기면 말을 잘 듣기 때문이에요. (웃음)

● 아마 그 말을 들은 쪽은 단지 "둘 중 하나를 택하라"고 강요를 받고 있다고 느낄 겁니다. 그러니 선생님이 그다음에 "내가 이렇게 말했어도 당신은 어느 쪽으로 생각해도 좋다. 그건 어차피 당신 자신이 정하는 것이다"라고 말씀하시면 점점 더 혼란스러워요. 잘 듣고 참뜻을 이해하지 못한다면요.

나카니시 뭐, 알 듯도 하다는 느낌이 드는 정도지만, 아주 훌륭하네요.

나에게는 한恨이 있다

● 제가 전부터 느낀 게, 나카니시 선생님의 사고방식과, 앞서 소개한 오카무라 아키히코 씨(제2장 주석 2 참조)의 상당히 급진적인 말과 저널리스틱한 생각이 상당히 비슷하다는 겁니다.

나카니시 그리고 말이죠, 오카무라 씨의 마음 깊은 곳에는 분노가 있잖아요? 저에게도 한恨이 있고요. "선생님은 왜 간호교육을 하세요?"라는 질문을 받았을 때, "한국 사람들이 말하는 '한'이라는 게 있어서요"라고 말했어요. 그 '한'이 어떤 거냐고 다시 물어보면, 설명하기는 조금 어렵지만 이를테면 교육이나 교육 과정의 잘못됨에 대한 것이랄까요….

아무튼 오카무라 씨의 잘못이라고 생각한 것은 말이죠, 분노 때문이든 무엇 때문이든, 자신의 세미나를 통해서 혹은 추종하는 사람들과 함께 직접 개입하여 뭔가를 바꿀 수 있다고 생각했다는 점이에요. 예를 들면 오카무라 씨는 독자적인 커리큘럼을 만들어 스스로 배운다는 것을 열심히 역설하고 있고, 자신의 배움에 생명윤리를 도입하려고 했어요.[4] 그렇게 해서 형태뿐 아니라 정말 생명윤리를 만들어낼 수 있을 거라고 믿었던 거죠. 저는 그런 점을 좀 만만하게 봤다고 생각해요. (웃음) 그렇다는 것은요, 어떤 의미에서 간호사는 DNA까지 조작되어있기에 열정적인 남자 한두 사람이 열정적으로 개입했다고 해서 마음 깊은 곳으로부터의 울림이 일어난다는 건 좀처럼 쉽지 않다는 거죠.

● 오카무라 아키히코 씨도 만년에 간호사들을 모으고 여러 곳에서 세미나를 했습니다. 상당히 오래 지속했습니다만, 그 정도로는 결과가 나오지 않는 게 현실입니다. 그래서 선생님이 말씀하시듯이 변하지 않는다는 사실도 알아요. 다만 간호사를 망친 것이 간호교육이고, 그 이유가 간호사가 스스로 생각하는 힘을 약화시켜버리기 때문이라고 말씀하시는 것처럼, 오카무라 씨도 아마 이와 비슷한 문제의식을 가지고 있다고 봅니다. 사실 오카무라 씨는 이제 한층 더 깊은 허무주의에 빠진 것 같고, 교육 자체를 믿지 않잖아요.

교육이라는 것은 말하자면 체제에 맞는 인간형을 만들어내기 위한 것이니, 그런 것에 의존해서는 안 된다고요. 그래서 자기 자신을 위한 커리큘럼을 스스로 만들어 공부해야 한다는 거지요.

나카니시 아니, 그런 커리큘럼에 비하면 좀 허술해요. 요컨대, 오카무라 씨의 강연회에 모인 간호사들을 여러 그룹으로 나눈 뒤, 학원

---

4 '바이오식스bioethics'라고도 불리는 생명윤리는 환자의 자율성을 중시하기에 인폼드 컨센트Informed Consent(치료나 임상시험의 내용에 관해 자세히 설명하고 이해를 구한 다음에 방침을 정하는 일)론의 이론적 배경이 됐다. 1980년대에 오카무라 아키히코 씨는 키무라 리히토 씨를 비롯한 여러 인사들과 함께 환자의 권리를 위한 운동으로서의 생명윤리를 일본에 도입하기 위하여 일종의 풀뿌리 운동을 시작했다.

에서 하는 식으로 하던 거잖아요. 만약 그렇게 하려면, 마쓰시타 마사쓰네 학원처럼 2,000~3,000명 가운데서 뜻을 같이 할 학생들을 뽑아 선택해야지요. 나이팅게일도 처음에 15명의 졸업생을 내기 위해 그렇게 한 거잖아요?[5] 좀 더 소수 정예만으로 최대한 에너지를 집중시켜야 하는데, 오카무라 씨는 분산시켰어요. 그래서 저는 좀 어정쩡하다고 봤어요.

● 확실히 그렇다고는 생각합니다. 그러한 조직적인 움직임이라는 것이 없었지요. 다만, 문제의식 같은 거라고 느낀 게 선생님이 말씀하신 "간호사를 망친 것이 간호교육"이고, 그건 "간호교육만이 아니다"라는 점과, 오카무라 씨의 교육 자체에 대한 불신감과, 관제교육 비판까지 간다는 점입니다. 선생님께서는 거기까지 말씀하시지는 않으셨지만요.

나카니시 아니, 제가 말했잖아요. 최종적으로 교사에게 책임이 있는 것이 아니라고요. 간호사들의 머리가 어떤 의미에서 딱딱하게 굳은 건 제도 탓이라고 봐요.[6] 그러니 열정적인 교사가 한두 사람 나

---

5 나이팅게일 센트 토머스 병원에 설립된 '나이팅게일 간호사 양성소'의 졸업 1기생 15명은, 그 후 대다수가 해외 여러 나라에서 나이팅게일 방식으로 간호교육을 이끄는 선도자가 됐다.

6 예를 들면 "노No'라고 말하는 간호사'를 현실화할 수 있는 요소는 뜻을 품은 카리스마적인 교사들의 노력이 아니라 '정책적으로 개혁된 간호교육 제도'라는 지적이다. 그러나 그러한 개혁만으로 "노No'라고 말하는 간호사'가 정말 만들어질 수 있는지는 사실 잘 모르겠다.

왔다고 해서 그것만으로 많은 머리를 깨우칠 수는 없지요.

그러한 의미에서 저도 대학도 공범이라고 생각해요. 결국 같은 DNA를 가진 사람들이 관련되어있기에 겉모양만이 변하더라도 내면까지 서서히 변화되려면 상당한 시간이 걸리겠지요.

● 그건 간호라는 것을 단순히 간호만으로 국한하지 말고, 좀 더 다양한 시야로 객관화해야 한다는 말씀인 거지요?

나카니시　객관화시키는 건 물론이고, 교육 과정을 진정 근본적으로 바꿔야 하지요. 문제해결학습이라든가 발견학습이라든가, 그리고 스피치 커뮤니케이션 능력도 좀 더 확실하게 몸에 익힐 수 있도록 교육 과정을 마련해야 한다고 생각합니다. 토론 같은 것도 자주 하고요.

중요한 것은, 지적인 의미로 추진력과 행동력이 있는 "노No'라고 말하는 간호사'를 현장에서는 불필요한 요소라든가 방해물로 본다면, 제도를 개혁하기 위한 동기를 마련할 수 없다. 가령 "노No'라고 말하는' 것과 같은 가치가 인정받았다고 해도, 그것을 어떤 교육 제도의 기반 위에서 실현할 수 있느냐 하는 어려운 문제가 생긴다. 그래도 제도를 바꾸자는 주장에는 적어도 교육적 가치관의 사회적 공유가 가능해진다는 의미가 담겨있다.

'노No'라고 말하는 간호사를 키워라

● 그런데, 선생님의 "'노No'라고 말하는 간호사를 키워라"[7]라는 말씀은, 그런 간호사를 키우지 않으면 간호나 간호 체제는 변하지 않는다는 뜻이잖아요? 더구나 "좀 더 소신껏 하려는 간호사를 키워라"[8]고도 하십니다.

이러한 발상은 제게는 놀라웠어요. 이를테면 그때까지 "순진하고, 착하고, 고분고분한"이라는 삼박자를 갖춘 학생과 간호사를 선호하는 풍조에 저 자신도 흠뻑 빠져있었으니 아주 충격적이었지요. "그래, 바로 이거야!"라고 감탄하기까지 했고요.

선생님께서는 이러한 말을 어떻게 생각해내셨습니까?

나카니시 가나가와 시립 단기 대학에 다니던 시절이었어요. 어느 신문사에서 '앞으로의 시대와 로봇'이라는 주제로 현상 논문집을 모집했지요. 그때 뽑힌 우수 논문이 그 신문에 게재됐어요. 그 논문을

7, 8 "'노No'라고 말하는 간호사'는 현실적으로는 있을 수 없다고 생각한다. 물론 이것이 말 그대로 '얄팍하고 콧대가 높은 간호사'를 의미하기 때문은 아니다. 그러나 나카니시 선생님의 말씀은 "순진하고, 착하고, 고분고분한 간호사보다 낫다"는 것이다. 그리고 선생님이 말씀하신 "'노No'라고 말하는'의 진정한 의미는, 물론 그런 식의 '낫다'는 정도가 아니라, 스스로 새로운 무언가를 만들어내고 주장하는 지적인 의미에서의 "'노No'라고 말한다"이다. 그러나 이러한 의미에서의 "'노No'라고 말함'을 현재의 간호교육이나 병원 같은 현장에서 요구하는 것은 매우 어렵다. 아직까지 간호사들의 현실이란 "집단적이고 규율적인 전통 속에서 개인의 자율적이고 고유한 자세를 실질적으로 가볍게 보기 때문"이다. 이러한 상황에서는 주석 8의 "좀 더 자신의 뜻을 세우고 소신껏 하려는 간호사'라는 직접적이고 단적인 표현이 보다 효과적이고 타당하다고 생각한다.

보니 "앞으로 노인이 늘어나고 케어하는 사람이 부족해진다는 사실은 알고 있지만, 만약 자신이 케어를 받는다면 로봇과 간호사 중 어느 쪽이 좋을까?"라는 질문이 있더군요. 이에 대해 글쓴이는 "환자는 마음대로 하지만, 그런 추세가 된다면 간호사도 좀 더 소신껏 하게 될 것"이라고 썼더라고요.

일손이 부족하면 상대적으로 가치가 높아지잖습니까? 그러니 글쓴이는 그러한 소신껏 하는 간호사보다 친절한 로봇이 더 좋을 거라고 말했어요. 그래서 저는 이 말을 이어받자고 마음먹었지요. (웃음)

목 아래의 간호사냐가 되느냐, 목 위의 간호사가 되느냐?

나카니시 하지만, 결과적으로는 간호사가 소신껏 할 리 없다기보다 문자 그대로 '막나가는 식의 소신껏'은 어디에나 있어도, 내가 요구하는 지적인 의미의 주장이라든가 신뢰성이 있는 소신껏은 어디에도 생길 여지가 갈수록 시나브로 없었어요. 그래서 환골탈태랄까, "소신껏 하는 '노No'라고 말하는 간호사를 키워라"가 됐지요.

● 이와 상당히 비슷한 말로, "목 아래의 간호사가 되느냐, 목 위의

간호사가 되느냐?"[9]라는 말이 있습니다. 이 색다른 표현도, 선생님은 다양한 표현을 바꿔가면서 사용하시지만, 이를 "로봇 간호사인가, 아니면 '노No'라고 말하는 간호사인가?"로 바꾸어도 될까요?

나카니시 아니요, 그건 달라요.[10] 이를테면 질이 낮은 보고서는 보거나 듣고 말한 내용을 그냥 배열한 것이잖아요? 저는 그것을 '나열되어있다'는 의미에서 슈퍼마켓을 떠올렸어요. 학생들이 써온 것도 이러한 슈퍼마켓이 많더라고요. 도무지 자기 의견을 표명하는 보고서는 찾아볼 수가 없는 거예요. 보고서를 대수롭지 않게 여기는 거죠.

내가 좌장으로 나가게 된 심포지엄에서 유명인인 D 씨가 심포

---

9 〈간호 관리〉 제22권 10호에 실린 하야시 치후유 씨와의 대담에 있었던 관용구다. '목 위'와 '목 아래'는 '머리'와 '머리 이외의 몸'을 의미한다. 즉. 간호사가 머리가 될 것인가, 머리 이외의 몸이 될 것인가라는 의미다. 물론 어느 쪽에 있어도 살아있는 간호사는 될 수 없다.
'목 아래의 간호사'는 쉽게 말하면 머리를 이용하기보다 손발 등을 쓰는 기술을 사용하는데 뛰어난 간호사다. '목 위의 간호사'란 손과 발을 쓰는 신체적 기술은 어쨌든, '머리가 잘 돌아가는 간호사'를 말하는 바, 전형적인 사례로 리더 간호사 등이 해당한다. 이들을 명목적으로라도 분류하는 기준은 사고 과정 같은 실험적인 것에 불과하지만, 그래도 간호사의 실질적인 특성을 독특한 이분법으로 표현했다고 생각한다.
또한 나카니시 선생님의 수사에는 이런 종류의 날카로운(독특한) 표현이 자주 등장한다. 이와 비슷한 사례로, 과제를 어려워하는 학생이 "어떻게 하면 좋을까요?"라는 등 전면적인 질문을 해오면 "남의 머리를 쓰지 말고 네 머리를 쓰라"고 말씀하시는 식이다. 심지어 "나의 머리를 학생이 쓰는 것"이라는 이 말도 놀라울 정도로 색다른 변형 버전이다.

10 내가 말한 '로봇 간호사'에 대해 나카니시 선생님은 "로봇은 간호사가 될 수 없기 때문에 '로봇 간호사'라는 단어 그 자체가 오류다. 간호의 내용은 그만큼 복잡하고 또 표현하기도 어렵다"고 하셨다. 그렇다면 "친절한 로봇이란 무엇인가?"라는 질문이 나오는데, 선생님은 이에 대해 "어디까지나 로봇은 인간의 친절함을 비슷하게 모방할 뿐이다"라고 하셨다.

지스트 중 1인이었을 때, D 씨가 자신을 추종하는 간호사집단에게 회의장에서 질문을 했어요. "여기에는 간호사분들이 많이 오셨네요. 간호사 여러분들이 보시기에는 어떻습니까? 제 의견이 틀렸습니까? 올바른 점도 있지요?"라고요. 그때 저는 "D 선생님이 이렇게 물으시니 관련 경험이 있으신 분들은 자유롭게 말씀해주세요"라고 덧붙였지요. 그런데도 어느 한 사람 일언반구도 없었어요.

그래서 생각하다 못해, "그럼 다시 묻겠습니다. 여기에 참가하신 분들 중에 간호사는 몇 분이나 계십니까? 간호사는 손을 들어주세요"라고 했지요. 그랬더니 마치 숲처럼 손을 들어요. 아주 조용하게. (웃음)

제가 슬펐던 건요. 저는 이러한 간호사는 만들기 싫은 거예요. 팔다리만 움직이는 간호사 따위 말이죠.[11] 그런 간호사는 환자의 상태가 급변할 때는, 물론 척척 움직이려고 하긴 해요. 하지만….

● 단지 선생님은 '목 아래'나 '목 위' 중 어느 쪽이 좋을지는 자신이 정하면 된다는 말씀이신가요?[12] 그래도 "노No'라고 말하는 간호사'라는 문맥으로 돌아가면 목 아래 쪽으로만 치우치는 건 역시 안 된다는 말씀이시고요.

나카니시 네, 맞아요. 전체적으로 보지 않으면요. 게다가 진정한 리더가 될 수 있는 간호사는 전체 인원의 몇 퍼센트에 불과하지요.

● 그러면 간호사들 전부가 "'노No'라고 말하는 간호사'가 될 필요
는 없다는 건가요?

나카니시 네, 모든 간호사들이 "노No"라고 말하면 곤란하잖아요. 저
조차도 관리할 수 없게 될지도 몰라요.[13] (웃음)

● 그럼 간호학교학생에게 그런 말만 부추긴 저는 선생님이 의도
하셨던 거에서 좀 어긋났는지도 모르겠네요. 그렇지만 그건 그 몇
퍼센트인가를 만드는 데 필수적인 자극제가 되었다는 의미로 해석
하면 되겠지만요.

나카니시 자극이라고 할까, 영향력 있는 사람을 향한 메시지라고 생
각하면 되지 않을까요?

11~13 주석 11의 '손발만 움직이는 간호사'란 주석 9의 '목 아래에 있는 간호사'에 해당된다.
나카니시 선생님의 말씀은 "그렇지만 나는 슬펐습니다. 그런 간호사는 만들고 싶지 않아
요. 그래서 기본적으로는 '목 위의 간호사(='노No'라고 말하는 간호사)'를 바라는 겁니다!"라
는 것이다. 그러나 그런 한편 주석 12에 나오듯이 목 위가 될지 아래가 될지는 자신이 정
하면 된다는 것이기에, 매정하다싶기도 하다. 이 대목은 간호사 개개인의 다양한 모습을
긍정적으로 받아들이면서도, "모두 다 같이", "바람직한 모습으로" 같은 구호만으로는 안
된다는 선생님다운 고집 같은 현실주의를 느끼게 하는 표현이다.
단지 주석 13에서 농담조로 "모든 간호사가 '노No'라고 말한다면 관리할 수 없기 때문"이
라고 말씀하셨듯이, 진정한 리더가 될 수 있는 수준의 '목 위의 간호사'나 "'노No'라고 말하
는 간호사'는, 현실적으로 모두가 그렇게 될 수 있는 것이 아니라, 몇 퍼센트에 불과하다는
것이다.

● 사실, 제가 그렇게 말해도 전혀 반응하지 않는 학생도 있지만, 매우 재밌었다든지, 정말 신선한 이야기였다든지, 저도 한번 되어 보겠다고 하는 반응을 보이는 학생들도 분명 있었습니다.

나카니시 그러니 나뉘는 거예요. 아무런 응답도 하지 않는 학생들이 빠른 반응을 보이도록 하는 건 쉽지 않아요.

● 더군다나 출신도 개성도 제각각이지요. 결국 교육이 때로는 힘을 발휘한다는 것은, 모종의 만남 중에 재치로 촉발된 화학 반응이 일어나는 걸 의미하지요. 그러니 잘해야 몇 퍼센트에서 그칠 뿐, 교육에 따른 필연은 아닌 거죠.

자신의 권리를 깨닫지 못하는 인간이
환자의 권리를 지킬 수 있는가?

● 일본은 역시 다르다고 생각한 계기라면 이런 거예요. 예컨대 유럽 등지에서는 긴축재정으로 수업료가 오를 거라고 하면 대학생, 고등학생까지도 몇 만 명 단위로 몰려나와서 데모를 합니다. 이런 이야기가 최근에 뉴스에도 나왔지만, 일본에서는 절대 있을 수 없는 일이지요.

더구나 그토록 끔찍한 피해를 입은 원전 사고에 대해서도 이 나라 사람들은 이상할 정도로 무반응이에요. 이러한 상황을 보면 시민의식이라든가, 정치의식 같은 게 상당히 달라요.

나카니시　뒤쳐져있어요. 일본에서는 80~90퍼센트 정도의 학생이 부모님에게서 학비를 받잖아요. 나머지 10~20퍼센트의 학생이 아르바이트를 하거나 장학생이기 때문에 원래 학비에 대한 인식이 별로 없어요. 반대로 미국 등의 경우는 80~90퍼센트 정도의 학생이 장학금과 아르바이트로 그럭저럭 견디고 있지요. 그러니 학비가 오른다고 하면 난리가 나지요.

● 그러한 현실에서는 어떻게 표현을 하고 어떻게 움직이는 것이 좋다든가, 또는 해야 한다든가 하는 것을 일본에서는 거의 가르치지 않는다고 선생님이 자주 한탄하셨지요.[14]

그러니까 《방법으로서의 간호 과정》(81항과 103항)에서도 "집단적으로 하나가 되는 분위기가 강렬한 일본 사회에서는 일반적으로

---

[14] 이와 관련하여 인상 깊은 일화를 나카니시 선생님에게서 들은 적이 있다. 대학 4학년의 간호관리학 수업에서 "여러분이 의료현장에서 일하면서 자신의 힘만으로는 조금도 극복할 수 없는 문제와 모순이 있다는 사실을 깨닫기 시작했다면, 어떤 행동을 취하겠습니까?"라고 물었더니, 동료와 논의하거나 간호과장이나 간호부장과 상담하겠다는 정도의 대답만 나왔다는 것이다. 이에 대해 선생님은 "선거 같은 공적 수단을 이용하거나, 기타 대중매체에 호소한다는 생각조차 하는 사람이 없더라고요"라고 덧붙이셨다. 민주주의에 대한 의식이라든가 정치적 의식이 너무도 빈곤하다는 사실에 많이 놀랐다는 것이다.

스스로 뭔가를 결정할 자유가 부족하다"든가, "그냥 잠자코 담담하게 받아들이는 순화적인 정신이 충만하다"든가, "자유와는 거리가 먼 정신적 풍토를 가진 일본인들은 자신의 권리를 행사하는 것을 좋지 않게 본다" 같은 꽤 솔직하고 까다로운 내용들이 있습니다.

나카니시 권리 행사를 하면 하는 쪽도, 당하는 쪽도 왠지 피해자가 되지 않나요?

● 그렇지요. 정당한 권리를 주장하면 그야말로 "당돌하다!"고 하니까요.

나카니시 왕따시키거나 말이죠.

● 더구나 먼저 책에는 "간호학교학생이라는 모습은 일본의 문화 그대로 하위문화를 구성하고 있고, 간호사집단이 가진 모종의 사상을 반영하고 있다"(107항)라고도 하셨습니다. 순종적이고 고분고분하며 문제의식을 그다지 갖지 않는다고요. "그런 일본적인 것들이 '간호학교학생'이라는 모습 속에 있지는 않습니까?"라고도 말씀하셨어요.

나카니시 그러니까 일본이 섬나라라다 보니 그런 걸 자각하는 계기가 드물죠. 역시 자기의식을 강렬하게 갖는 것은, 밖에 나가서 다른 문화 속에 있을 때지요. 그저 동료들 사이에 자기를 매몰시키는 곳에서는 문제의식도 권리의식도 생겨날 리가 없어요.[15]

● 의료와 간호교육의 현장에는 아직도 옛날부터 있었던 인습과 고정관념이 많습니다만, 그 핵심에는 일본적인 정신이 상당히 스며들어있다고 봅니다. 그러니 '권리 의식'이라든가, "입학한 대학에서 교육을 받는 것은 학생의 권리다"라든가 "'노No'라고 말하는 간호사를 키우라" 같은 선생님의 메시지는 절대로 필요하다고 봅니다.

나카니시　저도 꼭 필요하다고 생각하고 실현됐으면 해요. 그래서 대학원의 세미나에서 권리론을 많이 다루는 거고요. "당신들은요, 의무만 가르치고 있지만, 자신의 권리도 깨닫지 못하는 인간이 환자의 권리 같은 걸 지킬 수 있겠습니까?"라면서요.[16]

15　'다른 문화'라는 표현은 제1장의 교양에 대한 이야기에서도 강조됐다. 교양을 갖추려면 다른 문화·역사 같은 다른 시공간에 내던져진 경험이 필요한 바, 그렇게 하여 비로소 스스로 갖추게 된 균형 감각은 그 핵심인 '사고 행동의 특성'으로 드러난다는 것이다. 즉, 자신이 속한 시공간이 아닌 다른 시공간에 자신을 놓아둔다면 비로소 상대적으로 다른 자신의 모습을 의식하게 될 것이다. 나카니시 선생님은 간호사들이나 학생들이 그러한 깨달음을 가지고 이러한 현실을 보다 사실적으로 보면서 행동할 수 있게 하려는 것이다.

16　"의무적 노동량에 길들여져서 스스로 이의를 제기하지 않는 사람들이 과연 환자의 권리를 옹호할 수 있을까?"라는 지적이다. 우선 간호사 스스로는 자신의 권리를 깨우친 뒤 그것을 어떤 조직 내에서도 혹은 집단적 속박을 당하면서도 주장하고 실행할 수 있어야 한다는 주장이다. 그런데 현재의 간호사들은 조직에 지나치게 순응하다 보니 그런 사실을 스스로 깨우치지도 못하고 있다는 것이다.

제 말은 학생들이 자신들의 권리가 침해당한다는 현실을 파악하지 못한다는 거예요.

● 그렇다고 봅니다. 자신의 권리도 모르는 사람이 남의 권리를 주장할 수는 없지요. 그런데도 환자의 권리만 알고 옹호할 수 있도록 목소리를 높일 수 있다니, 도대체 무슨 약을 먹길래 그런 생각을 하는가 싶어요.

나카니시 그래서 제가 말하는 "노No'라고 말하는 간호사'란 말뿐인 짙은 화장을 지우고, 진정한 의미에서 환자 편에 서서 성숙한 분노를 가지고서 일할 수 있는 간호사들, 그리고 '현실에 있는 간호'와 그런 간호를 실천하는 모습을 과장 없이 현실적으로 파악하고, 과제를 발견하여 스스로 바꾸려는 간호사들이라는 거예요.

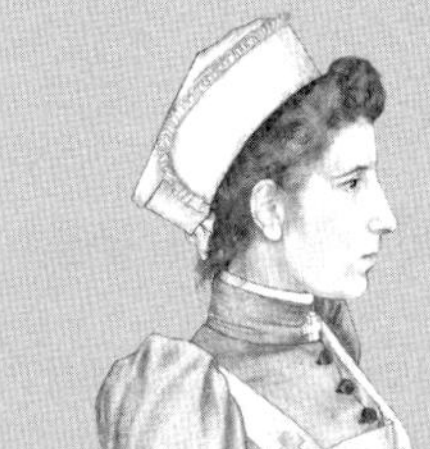

NO라고 말하는 간호사

제5장

임상 현실에 맞춘 실습으로는 어림도 없다

간호사는 간호학교학생을 완전히 무시한다

나카니시 내가 현장 실습에서 깨달은 것이 있는데요. 간호사들이 간호학교학생들을 너무 무시한다는 점이에요.[1] 그런데 의학부의 학생들 교육을 보면 의사들이 실습 나온 의대생을 매우 존중해줘요.

---

1 간호사가 간호학교학생을 완전히 무시한다고 말하기가 불편하지만, 여기서 나카니시 선생님이 말씀하시는 '학생을 완전히 무시하는 간호사'는 학생의 준비 부족이나 미숙함에 대해 "이런 것도 못해!"라는 태도나, 학생이 물어보는 것에 대해 퉁명스럽거나 거만한 태도로 대답하는 간호사를 말한다.
이는 현장이 바쁘게 돌아가거나 여유가 없음을 반영하기도 하지만, 그런 것 말고도 같은 전문직의 동료·후배라는 친밀함이 희박하기 때문이다. 그러나 그것도, 따지고 보면, 지금까지 그렇게 되어왔기 때문이라는 세대 간 연쇄작용 같은 것 때문일지도 모른다.

그 점이 기본적으로 다르다는 것을 알았어요. 그러니까 간호학교 학생들은 현장에 나오면 점점 자신감을 잃지요. 게다가 그 많은 숙제까지 하면서도 잘도 버틴다고 봐요.

그러니까 간호학교학생들은 자신들의 후배들을 그렇게 취급해도 좋다는 것을 현장 실습에서 배우는 셈이죠. 이래서는 결코 간호학교학생들이 간호사가 되어도 자존감이 높아지지 않지요.

● 저는 "임상의 현실에 맞춘 실습으로는 어림도 없다"[2]고 하신 선생님의 말씀으로 깨달은 것이 있습니다. 그때까지만 해도 현장 실습에서 배워야 하는 것은 현장에 있는 간호사들의 실천적인 모습이었기에 그러한 모습을 따라하면 좋겠다는 생각을 은연중에 하고 있었거든요.

하지만 그 말씀은 현장에서 고생하고 있는 교사들에게는 용기를 주는 말이라고 생각합니다. 임상에서 배운다는 것은 임상 현실의 구조 속에서 수동적으로 배운다는 것이 아니라, 오히려 거기에 있는 문제나 모순을 깨달아간다는 뜻이니까요. 그러니 그런 좋은 방식을 잃어버리면 안 된다는 의미지요.

나카니시   안 됩니다. 자세히 살펴보면, 현장의 간호사들은 바쁘다고 하면서 무의미한 반복 활동을 하거나 불합리한 관습을 참으로 많이 따르지요. 그런 상황에서는 간호사 스스로 깨달음을 얻을 수 없

고, 간호부장도 무관심해질 겁니다. 그러니까 현장의 업무를 그저 흉내만 내면 아무 소용이 없지요.[3]

이런 일도 있었어요. 1학년 학생이 환자용 빨대컵을 들고 병동의 복도에서 우왕좌왕하더라고요. 무슨 일이냐고 물으니, 자신의 담당 환자 옆에 있는 사람이 물을 달라고 했는데, 그 사람에게 물을 줘도 좋을지 지도자 선생님께 물어보려고 해도 안 보인다고 화를 내는 거예요. (웃음) "그래요. 그건 곤란하지요. 괜찮으니까 이름을 불러보세요"라고 말했지요. 그래서 그 지도자 선생님인 간호사의 이름을 부르니 나타나더군요. 그 문제는 거기서 끝났지만 그 학생은 흥분이 가라앉지 않았는지 그날 사후회의에서 "병동은 간호사분들이 일하는 장소고, 매우 바쁜 것도 압니다. 그렇지만 우리들에게 병동은 학습의 장이기 때문에 적어도 우리들이 있을 때만큼은 좀 더 공부하기 쉽게 해주셨으면 하네요"라고 말했던 모양이에요.

그 자리에 없었던 저는 간호부장이 얼굴이 시뻘개진 채 와가지

2, 3 이 말과 관련하여 인상에 남는 것이 있다. 어느 교사가 작성한 실습 요항을 본 나카니시 선생님이 드물게 바로 그 교사를 불러 "왜 이렇게 상세한 보충문제 같은 기록 양식을 만들었습니까?"라고 물으면서 재고를 촉구했다는 이야기다. 제2장의 '간호교육의 패턴 인식'에서도 선생님은 그것을 어떻게 회피하고, 신중하게 생각한 뒤 말할 것인가에 대해서 말씀하고 있다.

그래서 실습의 기록 양식을 세밀하게 유형화하는 것과, 실습 자체를 일종의 패턴으로서 학생에게 적용시키는 것은 아마 같은 의미의 선상에 있을 것이다. 그래서 실습도 그냥 종속적으로―패턴을 인식하듯이―그 현실에 따르고 맞추는 것을 피하고, 이상이든 실천적 도달점이든 전무후무한 임상적 현실과의 사실적인 만남이나 발견의 장이 되어야 한다는 것은 아닌가 생각한다.

고는 씩씩대기에 그 학생이 뭐라고 했나 보다고 짐작할 수 있었지요. (웃음)

그러니까 한 사람이든 두 사람이든 소신껏 하는 학생이 있으면, 현장은 그런 학생에게 정신없이 휘둘리게 돼요.[4] 평소에는 그런 일이 없었으니 대응하지 못하고 우왕좌왕하게 되는 거죠. 그렇게 되면 학생은 "도대체 이런 곳에서 뭘 배우라는 거야?"라고 생각하는 지경에 이른다는 거죠.

저도 꽤 비현실적인 방식으로 바꾼 적도 있어요. 처음 실습이 끝난 후 지도자회의에서 학생을 지도한 간호사들의 소감을 쓰게 했는데, A4 용지로 5~6장 정도나 나왔어요. 대단하게도 300건 정도 썼더군요. 그중에 긍정적인 평가는 2개인가 3개 정도였어요. 나머지는 이것도 못하고 저것도 못하고, 인사를 하지 않는다든가, 치마가 너무 짧다든가 그런 것뿐이었어요. 저는 이대로 회의를 진행하면 큰일나겠다고 생각했지요.

그래서 "이것을 읽어봤는데, 이 X 씨와 Y 씨가 대단히 훌륭하다"는 식의 긍정적인 평가만 하면서 칭찬했어요. 그랬더니 다음 회의부터 달라지더군요. 그러니까 역으로 무엇이 평가되느냐는 것을 배우게 해준 결과였다고 생각해요.[5]

또 하나는 "현장에 아주 좋은 간호사가 있으면 좋은 케어도 있다"는 거잖아요? 그래서 우리들도 그런 면을 보면 즉각 "역시 그런 걸 갖고 계시다니, 현장의 간호사는 정말 대단하네요. 다른 학생들에게도 보여주세요"라고 하며 경의를 표하지요.

● 흔한 대립 관계가 아니라, '실습' 같은 것으로 '현장'과 '교육'을
향상시킬 방법이라는 거지요?

나카니시　네, 게다가 학생들에게는 어느 정도 이론적인 지식을 가르
쳐도, 그러한 지식의 틀에서 현장이 돌아가는 게 아니기 때문에 평
가를 할 수 없어요. 그래도 당뇨병 환자에 대해 이러한 것을 공부
하고 있다는 자료를 "참고하도록" 현장의 간호사들에게 주라고 학
생들에게 말했어요. 그랬더니 어느새 자료 좀 달라고 찾아오는 간
호사도 나오더라고요.

● 그렇게 해서 현장도 달라질 수 있다는 거군요.

4, 5　'실천하는 현장'이란 거의 반복적·유형적이다. 이 경우의 '유형적'이란 현장에 적용하기
위한 자세이고, 매번 불필요하고 자명한 판단을 덜어낼 수 있다는 의미의 효율성·안정성
으로도 이어진다. 그러나 이것이 지나치면 무사안일주의적 사고 정지 상태에 빠진다. 그와
같은 상태가 되면 비일상적인 변화('노No'라고 말하는 학생)는 보다 큰 불안정함이라든가 대
처 불능 상황을 불러일으킨다. 간호의 현장은 그렇듯 취약하고 여유 없는 장소라는 지적을
받고 있다.
그리고 그런 현장의 무사안일주의적 보수성이, 간호학교학생이라는 침입자를 얼마나 배
제할 수 있을지에 대해서는 실습이 끝난 뒤의 사후회의를 사례로 들어 말할 수 있다. 또한,
이러한 현장에서의 배제 작용은 현장에서 일하는 사람들에게는 일종의 방어기제와 같으
며, 상대인 간호학교학생이 일단 호의적으로 평가되어야 하는 존재임을 알게 된다든지, 서
로에게 동화될 정도로 친밀해지는 관계로 단번에 반전되어버릴 수 있는 상반된 것이기도
하다.

나카니시　현장은 변해요. 변하지만, 변화는 오래가지 못하지요. 사람들이 바뀌니까요. "좀 나아졌을까? 그래, 이런 식으로 해나가야지!"라고 생각하면 중심이 되는 인재가 그만두어버리면서 그러한 변화가 계속 전해지지 않는 거예요. 그래서 '현장의 유동성'이라는 것은 교육하는 측을 매우 난처하게 만드는 요소지요. 물론 아주 반대되는 경우도 있지만요.

● 현장의 간호사도 원래는 학생이었다 보니, 학생이 그런 현장에서 어떻게 발전하겠느냐는 문제는 결국 간호교육이 어떻게 변하는가 하는 점으로 또다시 돌아오게 되네요.

그래서 결국 받는 쪽도 맡기는 쪽도 최소한의 교육적 기반을 가지고서 서로의 입장과 방향성 같은 것을 이해할 수 있도록 환경을 만들어가지 않으면 안 되겠네요.

나카니시　그렇지요. 여전히 쉽지는 않겠지만요.

만약 학생의 자질이 일정 수준까지 이르러 상급생이 되면 가르치는 사람에게 만만치 않은 상대가 되겠지요. 그런 학생이 보기에는 나 같은 사람의 뒤를 따르는 것보다는 현장에서 친절하게 실천적인 지도를 해주는 간호사의 뒤를 따르는 것이 좋지요. 그래서 교사들에게 의존하고 있다가 갑자기 임상 쪽으로 이동하기도 해요. 사람에 따라 다르겠지만, 그렇게 된다면, 어떤 의미에서는 내버려

두어도 좋아요.[6]

　예를 들어 학생들이 현장 간호사들의 약점도 알게 된다는 거죠.[7] 간호사가 의사한테 혼났다든지, 언제나 불평만 하지만 실제로 해보니 그 간호사도 실수를 많이 하고 있더라든가, 그런 약점도 많이 잡아내겠지요? 그렇게 되면 "학생이 자신을 가르칠 지도자를 선택한다"는 식의 힘의 역학관계도 발생할 거예요.

● 그러니까 그러한 것도 고려하셔서 "임상 현실에 맞춘 실습만으로는 안 된다"는 말씀은, 교사들은 물론 학생들도 돕는다는 의미가 있네요. 그러니까 앞으로의 학생들을 위한 현장 실습이라는 거죠? 지금 있는 현실을 답습하고, 그것을 재현하기 위한 실습도 교육도 아닌, 교사들과 학생들 각자를 위한 간호의 미래라는 것을, 조금이라도 의식하거나 지향할 수 있는, 그런 기회로 파악하면 좋겠다는 말씀이시네요.

6, 7　"학생의 변화상을 읽으면서 어떻게 자율성과 자기학습 능력에 힘을 실어줄 수 있을까?" 라는 나카니시 선생님의 관점이 강조됐다. 학생이 임상에 대해 어느 정도의 거리를 유지할 수 있을 정도로 침착해지면, 그냥 내버려두어도 스스로 단서를 찾으면서 해나갈 수 있다는 의미다. 실제로 교원과 지도자 모두 그 당시에는 학생의 반응을 느끼지 못하더라도, 이미 학생은 그 나름의 이유를 만들어 행동했던 것이라고 나중에 깨닫는 경우도 많다.
현장의 간호사들의 취약점과 교사들의 문제점도 알기에, 그래서 어쩔 수 없는 일도 물론 있을 수 있다. 그러므로 그런 학생의 변화와 성장을 파악하고, 오히려 그것들을 의식하고 존중하면서 일에 임해야 한다는 것이다.

당신은 학생들을 위한
대변자 역할을 제대로 하고 있는가?

● 간호사는 물론이거니와 전문직인 사람들이 정치적 감각이나 사회적 문제의식을 가져야만 한다고 흔히 말하고 있습니다. 선생님은 앞으로에 대비하여 사회간호 또는 사회간호학 같은 구조가 필요하다는 주장도 하시던데요?

나카니시　지금과 같은 지역간호학이 아니라, 지역간호학도 포함한 보다 넓은 사회 활동으로서의 '사회간호학'이라는 구조예요.[8] 공중위생간호학보다 조금 나은 정도의 지역간호학이라는 것이 아니고요.

● 그렇지만 근래에 지역간호학이 다시 공중위생간호학으로 돌아왔다는 것을 아십니까?

나카니시　정말이에요? 도대체 뭘 하는 건지?

● 그렇지만 후생성이 지정한 규칙에 따른 일입니다만, 재택간호학과의 구분을 분명히 한다는 의미로 지역간호학을 공중위생간호학으로 개명시켰다더군요.

저는 전문가가 아니지만, 그래도 당시 상사에게 "그런 역사적으로 손때 묻은 것을 격세유전隔世遺傳(열성 형질이 여러 세대 뒤에도 나타나는 현상 _ 옮긴이 주)하다니 이상하잖아요?"라고 한 번 더 메일까지 보냈지요. 그랬더니 그 상사는 "학회에서 논의된 것도 아니다, 여러 가지가 있다"는 정도의 답변을 해왔어요.

나카니시 후생성이 뽑은 간호위원들의 센스가 그 정도군요. 그래서 문제의 뿌리가 매우 깊지 않나 싶네요. 너무 요란한 이상론을 말하지 않는 게 좋을지도 모르겠네요.[9]

● 그래도 선생님은, 어떤 식으로든 간호사가 다양한 문제의식을, 사회적·정치적 문제의식을 가져야 한다고 늘 말씀하셨지요. 그래서 저는 평소에 학생들에게 선생님의 말투로 제 주장처럼 말한답니다. 그런 권리라든가 정치적 감각이라는 것이 요즘 학생들에게는 거의 없으니까요.

8, 9 나카니시 선생님이 〈사회간호학〉지에 처음 언급한 것은 학회지 초록(〈일본 간호과학 학회지〉 28권 1호, 103~104항)에 게재되어있다. 보건간호사교육을 대학원에서 하는 경우의 바람직한 자세에 대해 쓴 내용 중에서, 간호사는 더더욱 자기가 처한 환경과 관련하여 사회의 (제도적·정책적·정치적인) 문제의식을 가지고서 작용하는 기반이 됨으로써 지역간호학을 이끌어나가는 사회간호학 구축의 필요성을 주장하고 있다.
그런데 최근(2011년) 지역간호학은 자신의 영역을 스스로 좁은 지역으로 한정하려는 듯, '공중위생학'으로 이름을 바꾸었다. 바로 공중위생간호학에 털이 난 것 같은 지역간호학에서 그 털만 뽑아버린 것이다. 선생님이 말씀하신 사회간호학과는 정반대 방향으로 향하고서 몸을 움츠려버린 듯하다. 왜 이런 일이 일어났는지 생각해보면, 바로 역사적·학문적·사상적 비판이나 질문도 없이(그런 걸 제기하지 않고), 단지 개념 정리처럼 학문을 분리·나열한다는 안이함 같은 것이 뿌리 깊이 박혀있기 때문이다.

나카니시　없지요. 그러한 교육을 하지 않으니까요.

하지만 간호사들만이 세상 돌아가는 것에 대해 한탄하지 않아도 된다고 생각하는 것은 좀 그렇네요. 요즘 세상에서는 왕따는 나쁜 짓이라는 사실을 아이들에게 가르치려 하잖아요. 그러나 그건 선악의 문제가 아니에요. 친구라든가 같은 반 학생들과 한 사람의 인격으로서 어떻게 존중하며 사귀어야 하는가? 서로의 관계를 어떻게 만들어나가는가 하는 문제니까요. 그러니까 좋고 나쁜 것의 경계의 문제가 아니잖아요. 그런데도 여전히 구태의연한 거죠.

● 예전의 수신修身이나 도덕 교육 같은 거죠. 선생님이 항상 말씀하시는 건, 그런 뭉게구름 같고 보이지도 않는 이야기가 아니라, 개인의 자율과 권리라는 기본 원리로 돌아가서 생각해야 한다는 것이죠?

나카니시　그렇습니다.

● 그런데도 그런 교육은 철저하게 이루어지고 있지 않아요. 그래서 간호교육도 그러한 문제의식에 접근하면서 가르치지 않으면 안 되지요.

나카니시　아니, 아니요. 마츠자와 선생은 이야기를 바로 간호교육 전체로 확대하시는군요. 권리로 돌아가서 생각한다는 것은, 그렇게 널리 확산되는 것 같은 사태는 아니라고 봐요.[10]

하나 더 말씀드리자면, 일본이라는 나라는 권리보다 의무감 쪽이 훨씬 강해요. 그래서 의무를 게을리했을 때에는 "다른 사람들에게 대단한 폐를 끼쳤다"는 식의 매도를 당합니다. 하지만 자신의 권리를 제대로 강조하지 않는 것에 대해서는 거의 아무도 주의를 기울이지 않아요.[11] 그러니까 문화적으로 "내게 권리가 있다니?! 더군다나 모든 사람들에게 권리가 있다니?!"라는 식의 아주 불합리한 사고방식이 뿌리 깊게 자리를 잡고 있는 거죠.

● 일본에서는 자기주장을 강력하게 하는 건 상대방에게 폐를 끼치는 거라고 보지요. 상대방도 그렇듯 강력하게 주장하면 피차일반인데 말이죠. 그리고 목소리를 높이는 사람은 "사리분별을 할 줄 모르는 녀석!"이라고 비하하고요. 자신에게 권리가 있다는 의식이

10, 11 　나카니시 선생님은 간호사의 권리 의식을 높이기 위해 간호교육이 필요하다는 의견에 대해서는 여전히 부정적이다. 선생님은 앞서 '간호사의 정치의식이 희박함에 대한 문제 제기'에서도 같은 반응을 보이셨다.

선생님은 "간호에 대해서만 한탄하지 않아도 된다"라든가 "간호교육 전체로 확대하지 않아도 된다"고 말씀하시지만, 두 말씀에 공통적으로 깃든 생각은 간호를 둘러싸고 있는 일본적 '문화 상황'에 대한 인식이다. '의무만 있고 권리는 없는 현실'을 감안하면, 선생님은 간호나 간호교육 이전에 보다 보편적이고 뿌리 깊은 현실에 대해 말 그대로 달관하셨음을 표현하는 것이다.

그리고 선생님은 "그런 깊은 허무주의에 뿌리를 내리지 않는 한 뿌리부터 바꾸려는 현실주의는 태어날 수 없다"고 말씀하셨던 바, 이 또한 반증의 허무주의적 표현으로서 곳곳에 깃들어있다고 생각한다.

머릿속에 들어있지 않으면 현실에서도 개개인의 권리가 좀처럼 존재할 수 없잖아요. 발언하고 주장한다는 것 자체도 오히려 이상한 것이 되어버리지요. 그래서 선생님이 말씀하시는 "노No'라고 말하는 간호사'가 나오는 날에는….

나카니시 몰매를 맞지요.

● 그럴 가능성이 매우 높지요. 그런데 선생님의 그런 말씀에는 권리나 자율 같은 이야기가 이미 포함되어있지요?

나카니시 그렇습니다. 환자의 대변자가 간호업무라는 것에 대해 제대로 생각하지도 않고 말한다는 간호교사는 많지만, "그럼 당신은 학생의 대변자 역할을 제대로 하느냐?"고[12] 물으면 대답을 못하더라고요. 요컨대 실천이 따르지 않고 공허한 관념으로만 자신 혹은 간호사의 책임과 의무를 말하려고 하니까 이상하지요.[13]

12,13 "환자의 권리를 옹호한다"라고는 하지만, 간호사 또한 역으로 환자의 권리를 침해하는 사람이 될 수도 있다. 그래도 환자들의 권리를 옹호하는 사람이라니, 이게 무슨 말인가? 이에 대해 조금 더 깊이 생각한다면 "환자들의 권리에 대해 가볍게 말할 수 없다"는 이야기로 이해할 수 있을 것이다. 그런데 일단 간호사들은 자신의 권리에 대한 주장은 하고 있는지? 정작 간호사가 자신의 권리에 대해 주장할 수 없다면 학생의 권리는 어떻게 옹호하고 있는지? 나카니시 선생님은 그런 식으로 도전적인 논의를 전개하고 있다.
"학생들을 지도하는 이가 곧 학생들의 권리를 옹호하는 사람인가?"라는 질문도 아주 상당히 의표를 찌르는 것이다. 이 경우 "학생의 권리란 무엇인가?"부터 정의해야겠지만, 일단 교육을 받을 권리는 그 전제가 되는 것이고, 그중에서 "학생이 (넓은 의미에서) 얼마나 지지

● 학생의 대변자이기는커녕 자존감을 떨어뜨릴 방법이라면 충분히 실천하고 있지요….

나카니시 그래요, 반대로 일을 하고 있는 거예요. 그러면서도 반대로 일을 하고 있다는 생각을 못해요. 현실과 말이 동떨어져있는 거죠. 그러면 신용할 수 없지요.

내가 미국에 있을 때 느낀 점이 초등학교에서부터 고등학교까지 개인과 자립, 그리고 자유라는 철학적 개념을 철저히 가르쳐서 그것이 흔들리지 않더라는 점이에요. 그래서 학교 교육이 일관성 있고, 아주 훌륭하게 정립되어있다고 느꼈지요.

● 일본 헌법에도 그런 건 기본적인 이념으로 들어있긴 하지요. 그런데 간호대학의 교육 이념에 그런 이념이 정말 들어있는 것도 아니고요. 전문직으로서의 노하우적인 교육 이념이라든지 목표 같은 것이 나열되어있을 뿐이지요.

나카니시 그건 커리큘럼을 짤 때 어느 정도 수준으로 생각하고 만들 것인가에 따른다고 봐요. 그러니까 간호대학의 교육 이념은 헌법의 기본적인 이념의 내용만을 반영해서 종종 어디로든 날아가버릴

를 받을 수 있는가? 또는 좁은 의미에서, 불합리한 교육과 따돌림 등에 노출되지는 않았는가?" 등은 분명 교수로서는 놓치기 쉬운, 남의 일 같지 않은 문제다.

것 같은 수준이라는 거죠.

"무슨 일을 잘했는지는 몰라도 고마움에 눈물겹다"[14]는 사이교 스님(1118~1190년, 헤이안 시대에 활동한 시인이자 승려_옮긴이 주)의 노래가 있잖아요? 요컨대 내면은 공허한 거예요. 하지만 그것을 그냥 믿고, 고마움에 눈물겨울 정도로 그것을 신봉하는 것이 일본인이지요.[15] 위험하지요. 그래서 결국 태평양전쟁에서 패한 지 70년 가까이 지났어도 국민으로서 기둥이 되는 철학을 갖지 못한 채로 사는 것 아니겠어요.

완전하고자 하는 욕구가 강해서
어쩔 수 없이 불완전하다

● 저는 간호 과정도 '이유를 모르는 상황'이라는 의미에서 아직도

14, 15　이 와카(시조)는, 사이교 스님이 이세 신궁에 참배를 갔을 때 읊은 것으로, "여기에 어떤 분이 계시는지 모르지만, 그 고마움에 눈물이 날 정도입니다"라는 의미다. 보편적으로 생각하면 일종의 신앙적 감수성을 표현했다고 봐도 좋을 것이다. 그러나 비록 그 어떤 분이 '종교'라고 하더라도 아무도 모르는, 즉 내용이 없는 존재에게 고마워하면서 눈물을 흘린다는 것은 이성적으로는 이해하기 어렵다. 다만 예로부터 그 기저에 애니미즘이 있는 상태에서 발달해온 일본인들의 종교적 감수성을 고려한다면 그다지 이상하다고도 할 수 없다.
어쨌든, 나카니시 선생님식의 현실주의로 보면, 신앙적인 감수성이라는 것은 다루기가 아주 힘든 것이다. 즉, 그것을 어떤 사고의 프로세스나 말로 받아들이느냐가 중요하다고 할 것이다. 그런 지향성을 일본인들은 거의 없이, 그래서 태평양전쟁에서 패한 뒤에도, 국민으로서의 아무런 철학을 쌓지 못한 채 지내왔다고 선생님은 지적하신 것이다. 하지만 사정은 이보다 더 심각할지도 모른다.

교육 수준조차 '제대로 된 상태'에 이르지 못했다고 생각합니다.

나카니시 간호 과정은 말 그대로 빙글빙글 돌아가는 프로세스예요. 그래서 학습이나 실천 그 어디서 시작해도 괜찮아요.[16] 그런데도 정보 수집부터 시작할 수밖에 없다고 믿으니 좋지는 않지요.

● 듣고 보니 논리적으로는 어디서부터 시작해도 어쨌든 한 바퀴 돌면 된다는 의미네요.

나카니시 그래요. 그렇지요. 2호선 순환 지하철과 같지요. (웃음)

그래서 저는 학생들에게 처음부터 정보 수집에만 몰두하지 말고 간호사가 세운 간호 목표에 맞춰 간호를 하고, 부족한 부분이나 과잉된 부분을 찾아보라고 하지요. 그리고 그런 간호 과정에 대해 논의하려고 병원에 갔는데 결국 시기상조라며 거절하더군요. 요컨대 간호사들은 자신들이 세운 간호 목표에 대해 자신이 없는 거죠.[17]

16, 17 《임상교육론》에 있는 〈간호과정론〉(96~111항)은 상당히 독특하다. 간호 과정의 구성 요소 자체는 바뀌지 않지만, 그 자체는 어디까지나 교육적이고 창의적인 수단에 불과하다고 할 수 있기 때문이다. 그러므로 간호 과정은 판에 박은 듯한 '정보 수집'에서 시작하지 않아도 괜찮다. 우선 임상간호사가 만든 간호 계획을 바탕으로 실시함으로써 시작해도 된다고 본다. 주석 17의 의미는 차라리 간호사가 만든 간호 계획을 바탕으로 실시함으로써 임상실천이라는 간호 과정에 서로 영향을 줄 수 있다는 것이다. 나카니시 선생님은 어느 쪽이든 타당한 계획을 빨리 완성시키라고 교육차원에서 촉구할 것이 아니라 "비록 단편적일지라도 논리적인 사고 과정을 발견할 수 있으면 된다"는 실질적인 생각을 중요시한다. 이런 점에서도 교육에 대한 압력을 약화시키고, 끝까지 학생 스스로의 힘으로 비록 서투른 걸음일지라도 그것을 촉구하는 것에 충실하자는 뜻이다.

더구나 이제는 반대로 학생들이 평가하는 입장에 서있지 않나요? 간호 과정을 진정한 의미에서 교육적인 수단이라고 생각한다면 지금 말한 자세를 취해야 해요.

● 보통 현장에서 간호사가 간호 과정에 대해 잘 이해하고 있다고 말하기는 어렵지요. 그러니 선생님께서 그러한 말씀을 하시면 현장에서는 분명 놀라겠네요.

나카니시   네, 놀라기 십상이고, 혼난다고 생각하고 당황하지요.

● 사실 임상의 간호 계획이라 해도 표준화되고 형식적인 것과 정말 허술한 것밖에 없으면, 그런 건 곤란하다며 거절해도 이상하지 않은데 말이죠.

나카니시   간호 계획은 결론만을 취하자면 A4 용지 1장가량이잖아요? 그렇지만 최종적인 판단까지의 과정을 다 적는다면 말이지요, 논문이라도 쓰지 않으면 거짓말을 하게 되는 거예요.[18]

● 그건 《방법으로서의 간호 과정》(148항)에 나와있습니다. "체계가 세워져있는 평가 프로세스는 그 자체로 충분히 과학 논문도 될 수 있다. 논문이라고 할 수 있을 정도로 면밀하게 생각한 내용을

담고 있다는 것은 다른 직종에 비해 간호가 전문적인 의견을 주장할 수 있는 조건이다"라고요. 즉, 그 내용이 주장하는 논거가 충분하다는 거죠. "날마다 바쁜 일과와 상황에 휘둘리면서 끝나는 것은 참으로 애석한 일이지 않느냐?"라는 거죠.

나카니시 그래요. 그래서 나는 의욕이 있을 때마다 "이렇게 하면 좋겠다"는 계기나 실마리를 많이 내놨어요. 하지만 어느 것도 통하지 않더라고요.

● 확실히 간호 과정이라는 것은 특별히 맞춘 무엇이 아니고, 실천적 사고와 행위 그 자체이지요. 그래서 임상이라는 것은 연구이고, 연구라는 것은 실로 임상적 프로세스라고 생각합니다.

나카니시 그래도 그게 좀처럼 현실이 되지 않아요. 아직 간호 과정은 간호사집단의 단순한 방언인 채로 있어요.[19]

저는요, 현장에서 세운 간호 목표는 당연히 불완전하다고 생각해요. 그런데 완전에 대한 욕구 같은 것이 너무 강하니, 결과적으로 어쩔 수 없이 불완전해지는 거죠.[20] 그러므로 "학생들에게 보여주기에는 시기상조"가 되어버리는 거고요. 불완전성이란 것에 대한 면역이 좀 더 강해져야 해요. 하지도 못하는데, 완전에 대한 욕구만 강해서, 학생들도 괴로운 거예요.

● 모르는 것이 있으면 안 되고, 또 모르는 것은 창피하고 부끄러운 것이라는 이상한 신념이 있어요. 모르는 것을 알게 된다는 것은 훌륭한 일이라고 생각합니다만….

18~20 주석 18과 20을 비교하면서 읽다 보면 완전히 반대되는 말처럼 보인다. 주석 18에서는 "간호 과정(문제 해결 프로세스)은 그 자체가 연구적 프로세스와 거의 다르지 않기 때문에 제대로 시작하면 결과적으로는 연구 논문 정도의 내용이 나올 것"이라고 한다. 한편 주석 20에서는 "간호 과정의 간호 목표 등은 불완전한 것이 당연한데, 오히려 완전에 대한 욕구가 강한 것이 문제가 된다"고 하는 지적이다.

그러나 나카니시 선생님은 《임상교육론》(100항)에서 "간호 과정은 실수를 성공으로 바꾸어가는 부단한 음미의 프로세스이다"라고 기술하셨던 바, 결국 간호 과정의 효용은 임상의 현실에 대해 연구적·분석적인 접근을 쌓아가면서 발견하는 것이라고 선생님은 말씀하신 것이다. 그렇게 생각하면 주석 18과 20은 그 과정의 다른 국면에 불과하다는 이야기도 된다. 단, 이러한 방식에 대해서, 간호사 자신이 도저히 자각하고서 말할 수 없는 것이 주석 19인 것이다.

또한 선생님은 《방법으로서의 간호 과정》(144~146항)에서 이상과는 달리 매우 독특한 간호과정론의 일면을 다음과 같이 서술하고 있다. "간호 과정의 학습 목적은 '개개인을 위한 케어가 간호사들의 기술 수준에 접근하는 것'이 아니다. 간호의 현실에서 생각하고, 그 생각을 '간호사집단이 아닌' 제3자에게 전달할 수 있도록 설득력을 가진 담론으로 구성하고, 또한 거기에서 새로운 지식을 끌어낼 수 있는 지적 기술을 습득하는 것이다. 이른바 '전문직으로서의 기초 능력'을 말하는 것이다. 이러한 능력을 갖추지 않는 한 간호 케어의 향상은 있을 수 없으며, **그러한 능력을 갖추지 않은 간호사는 언제까지나 다른 직종의 종사자와 대등한 담론을 벌일 수 없다.** 간호 과정의 학습 목적은 오히려 개개인의 환자를 케어하는 것을 초월한 곳에 있다(강조체는 듣는 사람이 붙였다)."

제6장

간호의 대이론은 이제 필요 없다

연구나 과학을 걸치고 있을 뿐이다

● 저는 선생님을 만난 이후 선생님이 하시는 말씀에 놀라고, 현실적인 충격까지는 아니지만, 그래도 선생님의 현실주의적 사고방식 덕에 그야말로 쇼크를 연달아 겪었습니다. 선생님의 과거 교수소개란에도 "간호의 현실과 제대로 마주할 수 있게 되기를 바란다"[1]

---

1 이 말씀은 나카니시 선생님이 학과장으로 부임한 지 얼마 안 됐을 때의 일인 듯하나 분명하지는 않다. 그러나 이 내용의 현실성이야말로 이미 선생님이 말씀하시는 그러한 현실주의자의 것이다. 더구나 선생님은 이미 30년 전에 《임상교육론》의 서문에서 다음과 같이 분명하게 선언했다.
"(전략) 그렇지만 결국 대상이 되는 현실에 대해 눈을 감은 교육은 아무것도 창조하지 못한다. 현실을 뼈저리게 깨달았을 때 현실에서 **출발하겠다는** 결심이 선다. 학생들의 선결과제

고 써있는 걸 본 게 기억납니다. 다만 당시의 저에게 이 리얼리티는 너무 안 와닿았습니다.

나카니시 내가 이 말을 사용하게 된 최초의 계기는, 간호사들이 사용하는 말과 실제로 우리들이 보고 듣는 현실과의 괴리가 크다고 느꼈기 때문입니다. 그러니까 "왜 이렇게 괴리감이 클까?"라는 의문이 들었을 때부터였지요.

이를테면 "간호부장으로서 화가 나거나, 울고 싶거나 하는 일은 없습니까?"라고 물어보면, 자신은 자신의 직책에 책임을 다하는 바 그런 경험이 전혀 없다고 합니다. 그래서 화가 나거나 울고 싶거나라고 일부러 구체적으로 알기 쉽게 물어보지요. 그런데 '직책에 책임을 다하는'이 되어버리더라고요.

아! "그렇게 밖에 말할 수 없을까?"라는 생각마저 들더라고요. 그러니까 일상적인 언어로는 간호에 대해 말할 수 없도록 굴레가 씌워져서 꼼짝달싹 할 수 없는 게 아닌가 싶더라고요. 그래서 "간호부장이라는 직책에 책임을 다하여 화가 나는 일이 있어서는 안 된다"가 되어버리는 것은 아닌가 싶기도 하고요.

● 간호교육 분야에는 "전문용어를 얼마나 많이 사용하여 교육해

는 일단 성장하는 것이다. 거기에 이상한 화근을 남겨서는 안 된다(강조체는 듣는 사람이 붙였다)."

야 하는가"라는 강박관념 같은 것이 있어요. 그러니까 전문용어를 많이 쓰는 것이 전문직으로서의 필수조건인 것처럼 인식하는 거죠.

나카니시　요컨대 그 말을 대신할 수 있는 표현이나 언어라든지 콘셉트 등을 가지고 있으면, 자유자재로 꺼내 쓸 수 있겠지요. 그런데 오로지 단 하나만 배우고, 그렇게 머릿속에 들어온 것만을 애지중지하니까 달리 대신할 수 있는 것이 없다고 생각해요.

● 선생님께서 자주 말씀하시는 "간호이론가를 지나치게 과하게 정의하거나, 수십 년 전의 간호이론에 너무 지속적으로 의지한다"는 얘기도 이와 비슷한 것 같은데요. "그건 왜 그럴까?"라는 의문을 갖지 않더라고요. How(어떻게)만 하고 Why(왜)는 하지 않는 그런 점이 문제 아닐까요?[2]

나카니시　맞아요. 그런 게 자기 머릿속에 들어오지 않는, 말 그대로

2　이론가가 정의를 한다는 것은 어떤 의미에서는 당연하고 불가결한 일이기도 하다. 그러나 나카니시 선생님께서 굳이 지적하시는 것은 "간호사가 정의에 지나치게 의존하느라 스스로 생각하지 않는 폐단"이다. 그뿐인가, 정의된 전문용어의 추상도가 높을수록 항상 그 용어나 개념에 기초하여 현실을 항상 빨리 알려고 하는 역전된 형식화만 일어날 수 있다. 그렇게 되면 정의와 전문용어야 말로 사이비 리얼리티를 만들어내는 괴리 현상을 더욱 가속화시킬 것이다.
간호이론에 대한 의존도 마찬가지로 현실을 보고 이해하기 위한 하나의 관점인 이상, 현실(리얼리티)을 오히려 한정적으로 규정해버리려고 할 수 있다는 사실에 주의하라고 선생님은 촉구하고 있는 것이다.

‘걸쳐 입고 있을 뿐인’ 거죠. ‘연구’니 ‘과학’이니 하는 것도 걸쳐 입고 있을 뿐이고요. 그러므로 교사가 실습에서 간호 과정을 아무리 필사적으로 주입시키려고 해도 결국 본질적인 부분을 배우는 간호사는 거의 없어요. 간호 과정도 연구 과정도 기본적으로는 변함이 없는데, 대학원에 와서 정작 연구가 시작되면, 오른쪽인지 왼쪽인지도 모르게 되고, 그래서 주어지는 과제를 그저 수동적으로 하게 된다는 거죠. 여러 다양한 대처 방식이 절차나 노하우가 되는 건데 말이죠.[3]

● 그런 간호사와 간호교육이라는 것이 좀처럼 변하지 않아요. 그렇게 되고 있다는 것은, 어디에 문제가 있나요?

경전화되기 쉬운 대이론은 이제 필요 없다

나카니시 언제던가, 어느 출판사에서 《쉬운 간호이론》 어쩌고 하는 책을 냈어요. 저는 그걸 보고 무심코 “쉬운 이론 같은 것은 없는데”

---

3 연구나 과학의 의미 자체를 전혀 배우지 않아도, 간호 과정이 있지 않느냐는 주장이다. 만약 간호 과정을 정말 의미적으로 이해할 수 있으면, 연구나 과학이 지닌 기본적인 논리구조를 똑같이 이해할 수 있다는 의미인 것이다. 그러나 현상은 간호기초교육에도, 더군다나 임상실천에서의 간호 과정에서는 표준화나 분류형식화(전형이 NANDA-간호진단)가 진행되어 실천적인 사고 과정으로서의 기능이나 방법을 잃어가고 있다. 즉, 연구나 과학이 형식화된 기능을 “걸치고 있을 뿐”인 상태인 것이다.

라고 생각했지요. 추상도를 높이지 않는 한 이론화를 할 수 없으니까요. 수완이 좋은 교사라면 어려운 이론을 쉽게 가르칠 수는 있지만, '처음부터 쉬운 이론'이라는 것은 있을 수 없지요.

● 그러한 의미로 본다면, 선생님이 번역하신 《로저스 간호론》(의학서원, 1979)에 나온 '개방형'이라든가 '호메오다이나믹스Homeo-dynamics(혈행 역학)' 같은 말도 자연과학에서 유래한 것이라 어려워요. 물리학을 접목시킨 논의로서는 신선했을지도 모릅니다만, 그것을 즉각 간호로 연결시켜버린다는 것은 '대담한 것'이지요. 대이론大理論에는 크든 작든 그런 면이 있긴 하지만요.

나카니시 이론의 체재를 들여다 보면 아무래도 그렇게 변해요. 그렇지만 난 점점 그런 대이론은 필요 없을 거라고 봐요.[4] 의학에도 '의학의 대이론' 같은 건 없어요.

● '의학개론'이라는 것의 역사도 짧고요, 그래서 어떻게 정리해야할지 곤란할 때도 있습니다.

나카니시 그래요. 일단 포괄해서 의학에 관한 것이라면 '의학'이라는 것을 개관할 수 있게 되면 되는 거지요.
　개인에게 성장과 발달의 단계가 있듯이 학문에도 그러한 발달

단계가 있지요. 그래서 간호이론도 성장과 함께 없어진다고 생각해요.

● 성장과 발달의 단계에서 간호이론이 없어진다는 게 재밌네요. 그런데 그렇게 말하면 간호이론가가 반론이나 비난을 굉장하게 해대지 않을까요?

나카니시 그건 상관없지만요. 나는 특정한 이론을 무슨 종교의 경전처럼 철석같이 믿고 고마워하는 성가신 실제 사례를 알거든요. 하지만 그런 건 어차피 한때의 유행 같은 것이므로, 때가 되면 유행하지 않을 거라고 봐요.[5]

글쎄, 그게 필요 없다는 건 어떨까? 뭐라고 하면 될까? 즉, 지금처럼 눈초리 세우고 법석을 떨 필요는 없어질 것이라 믿어요. 사회

4, 5 간호이론의 역할과 위상을 (뒤에 주석 8과 9에서도 서술하고 있듯이) 역사적·발달론적으로 파악하여 그 의미나 의의가 상대적으로 저하되는 필연성을 주장하고 있다. 다만 현상적으로는 간호이론은 간호기초교육의 정통이고, 간호이론에서 배운 다수의 개념이나 정의가 간호를 실천하거나 기술할 때 상당히 쉽게 많이 사용되고 있다. 이러한 상황(경전화)에 대해 이미 나카니시 선생님은 《임상교육론》에서 다음과 같은 예리한 지적을 하셨다.
"이를테면 간호이론 하나를 학습하면 (중략) 이제 다른 이론이 설 자리가 없어진다. 그 이론은 과학적 지식의 체계라기보다 오히려 교조화되어버린 것이다. 이른바 비판력이 없기 때문이다. 왜 그렇게 되는가? 비판력이란 상상력을 구사함으로써 대립하는 가설을 세우고, 그것을 논리에 따라 증명하는 능력이다. 아울러 그것이 가능하다는 전망이기도 하다. 그러한 힘이 없으면 때마침 바로 주어지는 것에 완전히 의존할 수밖에 없다. (중략) 심한 경우에는 간호교사가 그러한 상태에 빠진다. 그 결과 염려스러울 정도로 상상력이 없는 간호사를 육성하게 된다."(56항)

과학의 이론 같은 것도 다 그렇고요.

● 분명 그렇겠지요. 커다란 이론적 구조나 개념이 동시에 실천적인 의미로도 이어진다는 것은 매우 드문 일이니까요.

나카니시 다만 큰 틀의 사용하기 쉬운 부분을 빌려와서, 그것에 대해 보다 실천적이고 치밀하게 논하고 전개하는 방식은 진행할 수 있다고 생각해요.

● 도로시 오렘(자가간호 개념인 오렘간호론의 창시자_옮긴이)의 것이든 뭐든 간호이론의 복잡한 본체 자체가 실천적인 의미에서 어느 정도 공헌하는가 하면, 대이론의 경우에는 그렇지도 않은 것 같습니다.

나카니시 간호 과정도 그래요. 데이터만 잔뜩 모으고서는 "그래서 욕창이 생길 우려가 있습니다" 같은 정도의 애매한 판단을 내리고 만족해버리죠. 그렇다면 지금의 나에게도 욕창이 생길 우려가 있겠네요. (웃음)

● 일반적인 위험이라면 많을 수 있으므로, 일반론으로라면 전화번호부처럼 두꺼운 표준 간호 계획을 내놓으면 된다는 이야기죠.

나카니시 　그런 의미에서 간호 과정은 애초에 지적인 사고 과정을 이끌 수 있는 환경이 아닌데, 학문적 지식을 실천하라고 학생들에게 무리하게 강요한다고 봐요.[6] 요즘 교사들과 지도자들도 그런 환경에서 배우고 자랐기에 아마도 현실에 있는 모순에 대해 둔감한 것 같고요.

임상에서 대학생이 하는 실습 중에는 행동을 하고 생각하고, 생각하고 행동을 하는 왕복운동을 제대로 시키지 않으면 안 될 거예요.[7] 그렇지 않으면 현장을 제대로 볼 수 있는 눈은 자라지 않을 겁니다. 그래서 그런 의미에서도, 교실에 해당하는 시설이 각 병동에 없다는 것은 좀 문제가 있다고 봐요. 학생이 글을 쓸 장소도 없다는 것은 논할 바가 못 되지요.

● 그 점은 아직도 변하지 않고 그대로입니다. 실습하는 곳에 따라서도 많이 다르지만, 그중에는 선 채로 쓸 수밖에 없다거나, 간호사

6, 7 　여기서 말하는 것은 우선 실습 시설 같은 학습 환경이 부족하다는 것이지만, 그것이 실습의 방식과도 밀접한 관계가 있다는 점도 지적하고 있다. 확실히 간호학교학생이 실습 병동에서 앉아있을 의자 하나라도 준비하는 것은 정말 큰일이며, 현실적으로 남의 일 같지도 않다. 이에 대해 "환자에 대한 케어나 관계에 영향을 미칠 정도는 아닐 것"이라는 발상은 너무 간단하게 끝내버리는 것이라고 생각한다.

"학문적 지식을 실천하라고 학생들에게 무리하게 강요한다고 봐요"라는 말씀에는 아마 그렇고 그런 현장적 대응이나 정답을 조속히 요구하고, 학생을 잡듯이 진행되는 지난 시절의 빈곤한 교육 시스템에 대한 비판이 깃들어있다. 또한 "행동을 하고 생각하고, 생각하고 행동을 하는"이라는 말씀에는 기본적으로 학생 자신이 의도하고 체험하는 것을 지지하고, 그런 게 오가는 과정에서 이루어질 수 있는 성장에 대한 기대도 깃들어있으며, 나카니시 선생님의 "철저하게 가르칠 뿐이다"라는 교육 철학의 일면까지 표현하고 있다고 생각한다.

가 앉는 자리가 비어있어도 사용하지 못하게 하거나, 그야말로 저쪽에 가서는 밀리고 이쪽으로 오면 뭐라고 하고, 그래서 학생들이 서있을 곳조차 없는 경우도 있습니다.

나카니시 그런 것도 여전히 변하지 않았군요! 놀랍네요. 점점 간호이론 등과는 거리가 먼 학습 환경 아닌가요?

● 그런 환경에 의문을 가지지 않으면 일을 할 때에도 "뭔가 하면서 생각하라"는 말을 듣고, 이윽고 "생각하고 있을 여유가 있으면 무언가 하라!"가 될 겁니다.

간호이론의 성쇠는 발달론적이다

● 그런데 《간호학개론》은 좀 더 생각해보지 않으면 안 되는 문제가 아닌가요? 《간호학개론》의 첫 장에서는 간호의 핵심으로 이어지는 사고방식, 즉 간호철학을 규정할 필요가 있다고 보는데요? 아닌가요?

나카니시 아닙니다. (웃음)

● 예를 들면 《간호학개론》의 서두에서는 "개인의 삶을 존중한다" 는 의미의 평화주의, 또는 뒤집어 말하면 반전사상 같은 것을 기초로 삼고, 거기에 '간호'라는 나무를 심고 키우는 방법 등을 제시하는 건 어떨까요?

나카니시 아니요. 철학은 그다지 다양한 면에서 말하지 않는 쪽이 낫다고 생각해요. 의학의 경우 의학개론은 하나의 강좌를 이루는 만큼의 무게는 없고, 그 자체가 발달한다기보다, 다양하게 전문적으로 분화된 의학 지식과 기술 자체가 발달하고 있을 뿐이에요.

거기서 간호가 아무리 그런 철학을 심화시키려고 해도, 논리적 미성숙이라는 핸디캡을 갖고 있는 한 헛일이라고 봐요. 개론이라는 것은 일종의 추상적인 세계이기에 추상적 사고 능력이 부족한 사람에게는 아무리 설명해도 어려우니까요.

● 간호이론이란 매우 추상적이고 정밀한 구조물들을 다양하게 모아놓은 것이라고 봅니다. 그래서 간호이론을 간호의 중요한 과학적 기반으로 삼는 거겠지요. 그러나 《간호학개론》 전체를 지탱할 수 있는 것이라는 게 좀처럼 떠오르지 않네요.

나카니시 나는 그렇게 생각하지 않아요. 간호이론은 간호가 학문의 세계에 들어와서 처음 만든 거잖아요. 그러나 "이제 대이론의 시대는 끝날 것이다."[8] 라고 하지만, 대이론이라는 게 필요했던 때에는 "간호란 대체 어떤 학문인가? 조금도 학문 같아 보이지 않는데? 그 실체를 보여달라!" 같은 요구가 있었고, 그래서 응급조치격으로 내놓은 것이 간호의 정의예요. 그리고 정의가 나왔으면 그다음에는 이론이 이어지고요.

지금 대이론이라는 것이 수십 가지나 있지만, 새로운 이론의 생산성은 떨어지잖아요? 대학이라는 세계에 간호를 일단 받아들일 수 있었던 지금에 와서는, 그것으로 좋아요. 연구비도 적을지 모르지만 일단은 간호의 몫을 챙길 수 있고, 아무튼 출발은 누구나 인정하는 형태로 이루어진 셈이니까요. 추상적인 이론에 얽매일 시간이 있으면 좀 더 실천에 가까운 수준의 연구를 하는 것이 연구비 따는 데도 좋지요. 그러므로 그렇게 대이론에 시달리지 않아도 된다고 생각해요.

● 단지 오늘날의 간호학이라는 것은 아직 그런 것을 가장 많이 기반으로 삼고 있고, 어쨌든 그것이 간호학의 본질이라는 의식도 매우 강해요.

나카니시 그런 건 아무것도 없던 사람이 "맨손으로는 싸움을 할 수 없다!"면서 도구를 갖춘 것과 같다고 생각해요. 어떤 이론이 어느새 경전이 되어버리는 식이지요.

간호이론의 위상을 세워주는 건 발달론發達論이에요. 간호가 학문으로서 발달해가는데 있어 우선 정체성을 확립하려면 '발달'이 필요하다는 거지요.[9]

● 그러나 그 뒤에 간호는 어떤 의미로 발달한다는 겁니까? 저는 간호이론과 간호교육 자체를 비판적으로 상대화하는 것 같은 논리를 만드는 일은 없었다고 생각합니다. 그렇듯 폐쇄적인 자기긍정은 계속될 것이고, 간호이론 또한 100년 뒤에도 변함없을지도 모르겠다는 생각이 듭니다.

나카니시 저는 그렇게까지 비관적으로 보지는 않아요. (웃음)

● 하지만 그런 일도 있을 수 있으니, 좀 더 좋아하는 일을 할 수 있는 간호사를 늘리지 않으면 안 된다고 말씀하시는 거잖아요?

8, 9 주석 4와 5에서 제기된 간호의 (대大)이론의 역사적·발달론적 위상으로서, 이른바 간호학의 '학學'으로서의 근거 제시나 방어적 수단으로서 필수적이었음을 설명하고 있다. 나카니시 선생님은 먼 타국(미국)의 간호학 발달사에 머무르는 것이 아니라, 일본에서 4년제 간호계 대학이나 간호학과 등이 개설됐던 당시에도 이처럼 상황이 엄격했다고 자주 말씀하신다. 의학을 비롯한 전통적 학문이 간호학을 얼마나 소외시키다시피 하는지에 대한 원한 같은 이야기이지만. 이런 선생님의 말씀은 "대이론도 사용하기에 따라서는 자기위안의 수단이 될 수 있다"는 것이다. 그러나 선생님이 말씀하신 '발달론적 회복'의 의미는 자위의 도구 또는 빈 통도 사용하고 나면 버려야 할 것에 불과하다는 뜻이다.

현실에서는 환자가 간호사에게
적응하고 있다

나카니시　관계가 있는지는 잘 모르겠지만, 간호이론에는 "환자의 절박한 요구에 응할 수 있는 것이 간호다"라는 대의명분이 있잖습니까? 다만 제가 직접 환자를 간호해보고 깨달은 것이, 환자 쪽이 간호사라든가 간호 그 자체에 적응한다는 거예요.[10] 그러니까 다시 말하면 '간호에 대한 환자 쪽의 적응'이라는 관점이 요즘 간호학에서는 아예 빠져있어요.

건강할 때는 필요한 게 50가지더라도, 병이 나면 스스로 할 수 없는 일이 많아지잖아요. 그런데 병이 드니 할 수가 없어서 필요한 것들을 전부 간호사에게 맡길 수도 없는 게 현실이에요. 그렇게 되면 포기하기보다 자기가 직접 선별하지요. "최소한 이 정도는 해주지 않겠어?"라는 생각을 하면서 욕구를 줄여나가는 거죠.

그런데도 그러한 관점이 간호사들에게는 전혀 없어요. 그래서 간호사들이 하고 있는 '케어'라는 것은 환자 한 사람 한 사람의 요구 중 정말 단 몇 퍼센트에 지나지 않지요.

● 저는 임상에 있을 때 그렇게 생각해본 적이 없어요.

나카니시　그래서 환자에 의한 간호적응론 같은 것이 필요하다고 생

각해요. 그렇지만 "환자가 자신의 요구를 직접 선별하기 때문에 매우 불행해진다"는 의미는 아니에요.[11]

● 정말 간호사 맘대로 선별되기보다는 그게 더 나을지도 모르겠습니다. 간호사는 실제로 환자와 상호관계를 형성하면서 다양한 상황에 직면하고, 그래서 상당히 역동적으로 활동하면서 고민하거나 오해하는 일도 있을 텐데, 그런 살아있는 프로세스를 파악하기가 좀처럼 쉽지 않지요.

나카니시 그것을 내 책의 부제이기도 한 '체험하고서 이야기하기'의 목표가 된 것이지만요.

10, 11 제2장에서 나카니시 선생님은 '간호교사론'의 필요성을 설명했다. 간호교육론은 있는데, 간호교육의 당사자인 간호교사의 모습이 그려져있지 않은 것에 대한 걱정을 나타내신 것이다.

같은 의미에서 환자를 간호의 대상으로 어떻게 이해하고 있는지를 항상 물어보지만 환자 자신의 관점에서 간호를 받은 것에 대해 물어보지는 않는다. 물론 "환자 스스로 간호사를 이해해주는 경우는 없을까?"라고 물을 수도 있지만, 간호에 대한 평가를 할 때에는 철저하게 대상을 이해한다고, 즉 환자 자신의 관점을 따른다고까지 말할 수는 없다.

그래서 선생님은 당사자인 환자 입장에서 간호적응론을 만들 필요성을 역설하고 있다. "간호사가 환자의 요구를 파악한다"는 등 아무리 그럴듯하게 말하더라도, 그런 것은 사실상 불가능하다는, 어떤 의미에서는 당연한 지적이다. 간호사가 이해하려는 대상은 그 시점에서는 이미 "간호와의 상호작용 속에서 스스로 변모해버린 무엇인가(욕구)일 뿐"이다. 간호사가 그러한 역동적인 현실주의(환자와 간호사의 상호작용 속에서 변모해버린 욕구)를 개의치 않는다면 과연 무슨 일이 벌어질까?

사실, "그래도 환자 자신이 곤란해지지는 않는다(오히려 알리고 싶지 않은 욕구도 있다)"는 기존의 가치에 대해 의문을 가지도록 만드는, 충분히 냉소적이고 현실적인 지적이다.

● 일상의 임상에서는 체험한 것을 말로 바꾸기가 좀 어렵죠. 그런 걸 방해하는 뭔가가 있기라도 한 걸까요?

나카니시 간호사에게는 자신이 환자에게 충분한 케어를 제공해주는 능력이 있다는 착각과 환상이 이미 주입되고 있다고 생각해요.[12]

● 그건 "학문이란 무엇인가?"라는 이야기와 관련이 있을지도 모르겠습니다. 하지만 자신이 매일 환자를 제대로 케어하고 있는지 잘 모르겠거나, 맞는지 의문이 생기는 그런 애매한 상황을 간호사는 의식적으로 막아버리는 경향이 있습니다.

나카니시 그래요. 간호사는 가능하지도 않은 완벽함을 추구하기에 아무래도 부족한 부분이 나오는 것을 용서할 수 없는 건 아닐까요?

● 또 하나는, 선생님이 자주 말씀하시는 것처럼, "간호 분야에서는 이론가가 미리 이론화를 너무 서둘러서 말을 지나치게 자세하고 깊이 있게 정의하기에, 간호사가 생각을 하지 않도록 만들어버린다"는 것과도 연관이 있는 것 같아요.

---

12 간호사는 환자의 진정한 요구를 파악할 수 있다. 또한 간호사는 "환자의 요구를 파악하지 못하면 안 된다"고 하는 간호의 원칙에 지나치게 충실하려고 한다. 그 결과 간호사(또는 간호)는 "나는 뭐든 할 수 있는 전문직 종사자다"라는 생각마저 할 수도 있다. 그러니까 자기 자신에게 한계가 있다는 사실마저 잊어버릴지도 모른다.

나카니시　아니, 이론화는 일종의 개념 게임이기 때문에 하는 게 좋다고 생각해요. 다만 언제나 완벽함을 추구하는 버릇이 있다 보니, 이미 만들어진 것에 대한 비평을 하지 않으니까, 급작스럽게 모조리 교육 분야에 몰아넣으려고 하지요. 그러니까 비평을 하고 개선하는 것이 자연스러운데, 그토록 완벽함을 추구하기 때문에 비평을 하지 않고 교육에서 해결하라는 식이죠.

그런데 비평하고 개선해야 할 점을 교육 쪽으로 한번 몰아넣은 뒤에는 더 이상 추적하지 않기 때문에, 교육하는 윗선에서는 옛날에 이미 사용 중단한 것을, 현장 아래로 내려갈수록 그런 걸 필사적으로 지키고 있는 현상이 일어나지요.[13]

연구는 방법론적인 엄격함에 구애되지 않은, 역사 현상의 리포트여도 좋다

나카니시　내가 보기에는, 지금까지와 같이 방법론적으로 엄격한 연구에 얽매이지 말고, 역사 리포트를 써내는 것도 좋은 것 같아요.[14] 저널리즘도 괜찮고요. 지금 일어나고 있는 일들 중에서 하나를 주

13　여기서도 간호이론 자체를 문제 삼고 있는 것은 아니지만, 그것을 받아들이는 '교육하는 측'의 문제까지 더불어 문제 삼고 있다고 볼 수 있다. 그 모두를 여기서는 '개념 게임'이라고 하는 것이다. 마치 철학자 루트비히 비트겐슈타인의 언어 게임을 연상시키지만, 이 개념 게임은 그런 철학적 자각 등과 무관한 바, 그런 점이 바로 문제가 될 것이다.

제로 고르고, 직접 그에 대해 조사하여 자세한 리포트를 쓴다면 연구 논문과 같은 역작으로 봐도 좋을 것 같아요.

'연구'라는 형태에 섣불리 맞추려고 하니까 개념이 뭔지, 연구란 뭔지, 과학이란 뭔지에 대해 기본적인 것조차도 이해하지 않고, 단지 형식적인 조사에 열중하지요. 질적인 연구도 마찬가지고요. 그래도 저널리즘적인 방법론 쪽이 다루기도 쉽고 이론화로 자연스럽게 이어지기도 쉽다고 생각하는데요.

● 선생님이 고집하시는 '현실주의'는 문제와 연결되는 것으로 보입니다. 현실적으로 존재하는 사실이라는 것에 어떻게 접근해 들어가느냐는 거죠. 다만 요즘 연구가 가진 방법론은 사실 그 자체에조차 좀처럼 접근하지 못하고, 끝까지 갈 수도 없다고 생각합니다.

---

14 대학생들의 간호연구를 지도하면서 항상 생각한 것은 "문득 머릿속에 떠오른 주제의 얄팍함은 그렇다치고, 그걸 주제로 당장 설문조사나 인터뷰를 하겠다는 학생이 많다"는 것이다. 그야말로 연구를 하겠다는 신념이 왠지 학생은 물론 교사들에게도 강하다는 것이다. "문제는 현장에 있다. 그러니 현장에 있는 사람들에게 물어보면 알 수 있다"는 발상에서 나온 것이겠지만, 거꾸로 말하면, "그럼 현장에 있는 사람들이 아는 정도만 아는" 것이다. 이에 대해서는 "아마도 학회지 연구 논문을 모델로 하는 연구 형식주의가 뿌리 깊어서"라고도 말할 수 있는 바, 즉 바로 나카니시 선생님이 지적하신 '방법론적으로 엄격한 연구'가 원인이라는 것이다. 연구의 대상을 현장에 지금 있는 것으로 설정하고서 설문조사를 하는 것도 좋지만, 사실 그런 것들은 지금 여기에서 느닷없이 생긴 사실이나 현실이 아니다. 현장에서 돌발적으로 일어나는 많은 문제들은 역사적·문화적·사회적 배경과 그 뿌리를 공유하면서 존재하고 있다. "그러니 표층적인 현장조사나 고정관념만으로 엄격한 연구에 뛰어들 것이 아니라, 그러한 것들을 만들어내는 역사를 더듬어 문화적·사회적 배경을 따라가는 역사적·저널리즘적 방법론을 시도해보는 것은 어떻겠는가?"라는 지극히 중요한 문제 제기를 하고 있는 것이다.

나카니시　형식화를 지나치게 서두르고, 더구나 방법을 확대한다면, 그 확대한 방법에 따라서 평가 기준도 같은 수준으로 확대되어야 한다고 생각해요. 방법만 확대해놓고 옛날 기준으로 평가하려고 하니 일이 꼬이는 거지요.[15]

● 그래서 연구의 짜임새도 축소되고 판에 박은 듯이 똑같아지죠.

나카니시　맞아요. 그래서 저는 요즘 생각한 게 있어요. "히나마츠리(매년 3월 3일에 여자아이들을 위해 지내는 행사_옮긴이 주)를 세계적으로 내다 팔려면 어찌해야 할까?" 하는 거 말이죠.[16] (웃음)

● 네? 그게 무슨 말씀이신지?

나카니시　일본은 비즈니스가 더 이상 나아갈 곳이 없고, 사람들은 외국에서 수입한 축제에 만족하고 있지요. 그래서 저는 히나마츠리용 인형을 전 세계 시장에 내다 팔 수 있지 않을까 생각해봤어

15　최근의 간호연구방법론의 범위는 질적 연구법 등도 포함하여 다양하다. 예전부터의 양적 연구 등과 비교해보면 논증이 빈약하거나 보편성 등에 문제가 있기에 많은 비판도 받고 있다. 나카니시 선생님은 이러한 상황에 입각하여 형식적이 되고 엄격해지기 쉬운 연구 방법론에서의 평가 자세에 대해 보다 더 포괄적인 관점에서의 중요성을 지적하고 있다고 생각한다.

16　간호에서 '연구'나 '과학'이라는 것이 점점 형식적이 되거나 '겉치레'에 지나지 않는 일이 되지 않도록 나카니시 선생님은 좋게 보면 '현실주의'이고 어쩌면 '판타지'라고 말할 수도 있는 "히나마츠리를 수출하자"는 등 꽤 엉뚱한 이야기를 하신 듯하다.

요. 하지만 그런 걸 팔려면 히나마츠리 때의 식사답게 아주 훌륭한 식사도 제공해야 하겠지요? 왕새우 같은 산해진미 말이지요. 히나아라레(히나마츠리 때 인형 앞에 놓는 주사위 모양의 떡_옮긴이 주)나 히시모치(마름모 모양의 떡_옮긴이 주)처럼 소소한 것만으로는 안 돼요. 음악도 젊은이 취향으로 편곡하고, 부언 설명도 붙이고요. 그래서 요리와 히나마츠리용 단을 세트로 하고, 여기에 음악까지 갖춰서 파는 거죠. 그러면 누군가는 사지 않을까? 이런 생각을 해요. (웃음)

● 선생님 언제 또, 그런 생각을 하셨어요?

나카니시 뭐, 그냥 틈나는 대로요. (웃음)

● 선생님다운 재치가 느껴지네요.

나카니시 그러니까 일본은 외국에서 문화를 들여오기만 하잖아요? 그리고 비즈니스맨들은 이제 더 이상 갈 곳이 없다고 한탄하고요. 하지만 물건은 필요 없어요. 판다면 이제는 문화를 팔아야지요.

● 간호연구에 대한 이야기가 생각지도 못한 곳까지 흘러갔습니다만, 그러한 점이 선생님의 자유로운 성격을 보여주는군요. 해외에

의존하는 간호학계의 실상에 대해 잘못된 것은 없는가를 파악하려
는 선생님의 의지 같은 게 느껴지기도 하고요.

나카니시 기성세대의 틀에 끼워 넣지 말고 자유롭게 생각할 수 있다
는 것 자체가 이미 현실주의일 수 있다는 것이고, 그것이 바로 간
호학 관련 현상의 부족함을 표현하는 거예요.

제7장

연구 결과 자체에는 기대하지 않는다

대학원에서 연구자는 '학문적 범절凡節' 을 익혀야 한다

나카니시 저는 특히 석사 과정에 있는 학생들에게는 "여러분은 지금 연구의 기초부터 배워야 하지요. 그래서 여러분이 쓰는 논문에 학술적인 가치를 기대하는 사람은 거의 없습니다"라고 말합니다. "지금부터 즉석에서 뛰어난 연구자가 될 수 있다고 기대하는 것은 아니예요"[1] 라고요. 다만 학구적인 세계에 발을 들여놓고 배우는 이

---

[1] 이 말은 어떤 의미에서 당연한 것이라고 말할 수 있지만, 굳이 "안 된다"고 강조하는 이유는 무엇일까? 그 주된 이유는 역시 현실주의일 것이다. 연구라면 학생에 따라서는 '고도로 추상화되고 논리화된 다른 세계'라고 믿는 경우(강요)가 있다. 그런 학생에게는 뛰어난 연구자를 기대하지 않는다고 말하는 것은, 적어도 그런 학생들을 애초의 신념이나 환상에서

상, 예를 들어 "어떤 자료를 누가 언제 만들었고, 무엇에 관해 어떻게 구성된 자료인지를 다른 사람들이 제대로 알 수 있도록 해주기를 기대합니다"라고는 말합니다.

그리고, "발표회장에서 프레젠테이션을 할 때에는 언제 어디서 끝나는지도 알지 못할 정도로, 시선을 아래로 향한 채 입만 벙긋거리는 것 같은 모습이 아니라, 보고 듣는 사람들에게 전해지기를 바라는 당신의 마음이 눈앞에 보이도록 하는 발표를 하세요"라고 말하지요. 연구 발표를 할 때는 테이블이 작고 의자의 갯수도 얼마 되지 않지만 공공장소에서 발표를 하는 거니까, 세미나에서의 발언이나 행동 등, 이른바 '범절의 차원'에서 기대하는 것도 있다고 말하고요.[2]

● 그렇지만 선생님이 말씀하시는 '범절'이란 판에 박은 것 같은 전통적인 예의범절이 아니고, '방법을 동반한 비판적 행위로서의 학문'이라는 거죠? 그러니까 그렇듯 핵심적인 것이 찾기 쉽게끔 이루어지도록 돕는 거지요?

해방시키고, 사실이나 사례를 모으는 것부터 시작하게 하는, 즉 현실주의자가 되도록 해주는 힘이 있다고 생각한다.

2 연구에 대한 나카니시 선생님의 기대는 사실은 좀 더 일상적인 연구 프로세스로서 존재했음을 알 수 있다. 테이블을 둘러싼 발표회장을 '공공장소'라고 쓴 이유는, 연구나 학문 자체가 공공 목적과 기능을 갖고 있음을 암시한다. 그러니까 일상적인 세미나에서의 발언이나 행동 방식에, 연구나 학문적인 것으로도 이어지는, 보다 중요한 요소가 있음을 강조하고 있는 것이다.

나카니시   그렇게 알아주신다면 몇 번씩이나 말할 필요도 없지만요.

● 선생님은 평소에, 어느 쪽인가 하면, 네거티브negative 하달까요. 이렇게 말씀하시더라고요. "간호기초교육은 결국 노하우(기술)를 가르치는 교육이다"라든가, 좀 전에도 말씀하셨듯이 "대학원생, 특히 석사 과정의 학생들의 연구 논문에 기대를 하지 않는다"고요. 하지만 그런 말씀은 정말 말씀 그대로 "기대하지 않는다"가 아니라 "내용 없는 공허한 형식 등을 기대하지 않는다"고 이해해도 되겠지요?

나카니시   그렇습니다.

● 요컨대, 선생님은 이렇게 말씀하셨죠. "학술적·학문적·과학적 등등 다양한 표현법을 활용하면 형식적이 되기 십상이지만, 나는 그런 것을 기대하는 게 아니다"라고요. 아울러 그런 것을 하기에 앞서 기본으로 돌아가, 열심히 조사하고 제대로 확인하는 것을 반복하라고 말씀하셨지요.

나카니시   그걸 저 나름대로 표현하면 "처음부터 가치에 대한 기대까지 하지는 않는다"는 것이지요.
　　이를 다르게 말하자면, "연구자라면 모름지기 신축성이 있는 사고방식이나 언행을 갖추어야 한다"는 거죠. 저는 대학원생들에게도 그러한 목표를 세우라고 전하고 있습니다.[3] "여러분은 어쨌든 논문이라는 것을 써야 합니다. 논문을 쓰려면 자기 계획을 먼저 세워야 하지요. 논문은 필수적인 학문적 수업이니까요. 그렇지만 저는 그러한 초보적인 수업에서는 연구적으로 가치가 있는 것은 생겨나지 않는다고 생각합니다"[4] 라고요.

● 저기요, 선생님. 그렇게 말씀하시면 오히려 학생들은 마음이 편해질지도 모르겠습니다. 학생들에게 아주 지나친 기대를 하면서 지도하는 교수님들이 많으니까요.

나카니시 교수들도 몰라요. 목적과 수단을 잘 구별하지 못하는 건가 싶어요. 연구를 하기는 하지만, 목적과 방법에 대한 진위랄까, 진품과 짝퉁에 대한 고찰을 하지 않더라는 거지요.

● 대학생들의 졸업 연구에서도 상황은 비슷합니다. 연구라는 것은 어쨌든 현장에 직접 조사하러 나가서 인터뷰나 설문조사로 데이터를 얻은 뒤, 그야말로 풀코스로 통합·정리하는 방식이지요. 그

3, 4 주석 1과 2에서는 연구 프로세스 자체의 중요성을 말하지만, 여기에서는 또한 대학원생들의 목표에 대해 서술하고 있다. 일반적이라면 "우리 나름대로 논문을 완성시키는 것을 목표로 하자!"는 식이겠지만, 여기에서도 나카니시 선생님은 사고방식이나 언행 같은 범절까지 예로 들고 있다. 주석 4는 그런 것을 담고 있는 반어적인 표현이다. 이렇듯 매우 강렬한 표현에 이어서 "교수들도 몰라요"라고 말씀하신 것 등으로 보아 대학원에서 이루어지는 학생 지도의 방식에 대한 본질적인 지적도 담겨있다고 본다.

렇게 연구하는 교수님도 많고요.

그런데, 학생에게 주어지는 연구에 대한 동기는 상당히 애매하지요. 연구를 위해 뭔가를 검토하는 것만 해도 좀처럼 쉽지 않잖습니까?. 그런 상황에서 매우 단기간에 풀코스로 연구를 진행한다면, 도대체 뭘 얻을 수 있겠습니까?

나카니시 아니요, 개인에게도 아이에서 어른으로 성장하고 발달하는 과정이 있듯이, 간호사집단에도 크게 보면 그러한 성장 과정이 있다고 볼 수 있어요.

저도 대학생에게 연구의 방법론을 제대로 가르쳐야겠다고 생각했던 시기가 있었고요. 그러나 제가 미국에서 귀국한 1984년 즈음에는 이미 미국의 간호대학에서는 대학생들에게 연구를 시킬 수 없게 됐어요. 그나마 예외라는 것도 데이터 정리나 분석을 시킬 때 교수가 이미 얻은 데이터의 세트를 학생에게 주고 워크북처럼 분석만 시키는 식이었지요. 그래서 학생을 현장에 보내는 일은 하지 않아도 됐지요. 일본에서는 아직 그런 인식이 없어요.

● "연구란 이렇게 해야 한다"면서 실제로는 짧은 시간 안에 하겠다는 경향이 있습니다. 그렇지만, 학생들은 언어 표현이나 논리적 구성과 같은 '연구의 문' 앞에서 먼저 좌절하지요. 언어 표현이나 논리적 구성부터 시작해야 합니다.

나카니시　그렇다면 연구 방법을 정하기 전에 이루어지는 개념 분석이라든가, 정리하라고 했던 문제를 지도하는 일부터 해야 한다는 거죠.[5]

● 그렇습니다. 그리고 그것이 어느 정도 이루어졌더라도, 그 다음에 대두되는 것이 연구 주제에 관한 문제입니다. 간호의 현실적인 의미도 모르는 판에 연구 주제를 정한다는 건 원리적으로 있을 수 없다는 얘기죠. 그래도 주제를 정한다면 즉흥적인 생각에 지나지 않는다는 거고요. 그런 상황에서는 선생님이 말씀하시는 것처럼 '연구 이전의 연구적 프로세스', 즉 연구 방식을 확실하게 공유하는 것이 좋다고 생각합니다만….

5　연구 방법 이전의 문제로는 다양한 수준을 생각할 수 있다. 하지만 "사실을 안다" 또는 "존재하는 사실을 기술한다"고 하는 1차 데이터 수준의 인지 문제는 연구 방법의 기저적인 문제라고도 할 수 있다. 이에 관하여 나카니시 선생님은 이미《임상교육론》에서 다음과 같은 흥미로운 의견을 전개하고 있다.

"어쨌든, 간호에 대해서는 관찰된 사실의 완전성(있는 그대로의 모습)을 어느 정도 포기하고 있다. 관찰된 사실은 '관찰자가 지향하는 것 전부'라고 해야 할 것이고, 그런 이상 그것들을 지향하는 눈에 의해 세워진 전제 자체가 검토되어야 한다. 즉, 보이지 않는 것(사실 또는 그 부분)이 밝혀져야 한다. (중략) 간호에서 사실을 파악하는 능력이란 어떤 상황에 처했을 당시에 파악하지 못한 사실을 그때마다 생각해낼 수 있는 능력이다. (중략) 간호에서 '사실'이란 그곳에서는 보지 못한 다양한 사실들이 머릿속에 떠올랐을 때, 현상에 대해 말함으로써 '사실'로서의 위치든 측면이든 밝혀진다는, 그런 성격에서 벗어날 수 없다." (37~38항)

이것은 간호를 실천하는 과정에서의 첨예한 인식론의 사례라고도 할 수 있다. 그러니까 그냥 보이는 것을 본 것에 불과하다. 그렇다면 '사실'이란 무엇인가? 원래 연구를 하는 사람 스스로 이런 질문을 하지 않으면 얻어진 사실이나 결과를 깊이 있게 이해할 수 없다. 이것 또한 연구의 어엿한 예절임에 틀림없다.

연구가 실천을 이끈다고 생각하지는 않는다

● 이를테면 같은 대학 안에서 간호학과에 이학요법학과나 작업요법학과 등이 함께 있으면 "여러분은 무슨 연구를 합니까?"라고 서로 물을 수도 있을 것 같습니다. 각각의 학문적 특징이 다르니까요. 그런 상황에서라면 "일단 간호란 어떤 학문이지?"라는 질문도 있을 것 같은데요, 어떻습니까?

나카니시 그 부분이야말로 또 다시 짙은 화장을 하고 싶어지는 부분이지요. 그래서 "간호란 어떤 학문인가?"처럼 다시 한 번 추상적으로 말하는 것은 말이죠, 제게는 재미가 없네요.[6]

그리고 기본적으로는 간호에 대한 연구가 어느 정도 활발하게 진행되더라도, 그것이 실천으로 이어지려면 시간이 꽤 많이 흘러야 한다고 봐요.[7] 마침 지금 교육에서는 "체벌은 안 됩니다"라고 하듯이, 그러한 것들도 요즘 들어서 교육위원회 차원, 또는 국가 차원에서 합의하지 않으면 안 될 정도로, 교육계는 변변치 못했다는 얘기겠지요.

---

6 "간호연구란 무엇인가?"를 생각하려면 일단 "간호란 무엇인가?"라고 물어야 한다고, 그렇게 안 하면 나카니시 선생님은 즐겁지 않다고 한다. 오히려 그런 형식적이고 얼핏 그럴듯한 사고법이야말로 간호연구를—좀 더 말하면 간호를—두껍게 화장시켜온 원인일지도 모른다고 시사하고 있다('짙은 화장'에 대해서는 제2장 참고). 이는 아마도 제6장에서 언급된 '간호'를 지나치게 정의하는 문제라든가 '대이론의 경전화' 같은 논란과도 중복된다고 본다.

그렇지만 교육의 세계나 간호의 세계도 마찬가지로 '실천'을 포함하고 있는 셈입니다. 실천이라는 것은 연구하고는 아예 떨어져 있다고 할까요, 거리가 있다고 생각해요. 연구자들이 우주유영이라도 하는 것처럼 아무리 자기를 뜨게 하려고 화려하게 꾸며도 말이지요.

그래서 '실천과 연구'라고 하는, 그러니까 연구의 텍스트와 관련하여 "실천이 연구의 문제를 제기하고, 연구자가 하는 연구가 실천을 이끈다"고 말하는 것이겠죠. 그러나 연구가 그렇게 실천을 이끈다는 상황은 그렇게 간단하게 일어날 리가 없어요. 설사 일어나더라도 고작 문제를 해결하는 수준이겠지요. 그 현장, 그 직업의 영역, 그 병원 또는 그 지역에 한정하고서 "그러면 앞으로 이렇게 하자"고 합의하는 것과 같지요.[8] 그러므로 좀처럼 전국에 보급된다거나 보편적인 것이 되지는 않지요. 의료기관에서도 간호사의 질이

7, 8 연구와 실천의 관계와 상호 작용에 관한 문제인데, 나카니시 선생님은 이에 대해서도 회의적이다. 주석 7에서의 지적은 주로 연구의 성과가 실천적인 현실에 영향을 주기까지의 시간 차이다. 이를테면 보다 나은 케어가 개발되더라도 현장이 이를 수용할(지 어떨지 모르지만) 때까지 기다려야 한다. 그러나 주석 8과 같이 연구와 실천에 관한 시간차의 문제는 보다 실질적인 인과론적 수준에서 보다 어려운 것이라는 말을 듣는다. 즉, 연구가 실천을 이끄는 것은 그렇게 간단한 일이 아니다.
다만 이 이야기를 하면서 선생님은, 전면적으로 그렇다는 것이 아니라, 최대공약수적인 일반론으로서의 연구적 성과의 한계와 그 현장에서의 실천의 어려움을 주된 논점으로 삼고 있다. 그건 결국 간호학이 대상으로 하는 것이 기본적으로 사람이고, 그에 관련한 사회적·문화적·역사적 현상이기 때문에 제한적이거나 속성을 한정시킨 논의를 하거나 결론을 내릴 수밖에 없다는 인식이 전제되어있기 때문일 것이다. 따라서 그런 의미에서도 연구의 결과 자체에 대해 뭔가를 기대하지는 않는다고 하는 것을 보면, 선생님은 반어적이거나 한계를 인식하고 있는 연구관 같은 것을 가지고 계신 것은 아닌가 생각한다.

상당히 다양하다 보니 그 최대공약수를 찾는 것은 쉽지 않잖아요. 그런데 간호를 연구하는 사람들은 필사적으로 그걸 찾고 있지요.

하지만 저는 그런 게 원리적으로 어렵다고 생각해요. 그래서 오히려 예술가가 다양하게 시도해온 요소들을 진지하게 실제로 그려봄으로써 스스로의 예술관을 표현해가듯이, 간호라는 실천적인 경험을 어느 정도 일관적인 언어로 표현할 수 있는 간호사들이 늘어난다면 그것만으로도 간호의 질이 높아질 것이라고 생각하고요.[9]

● "연구는 실천을 이끌 수 없다"는 이야기에 관한 말씀은《방법으로서의 간호 과정》에도 있더군요. "현실이 그렇게 간단한 원리나 개념으로 설명될 수 없는 것 아닌가? 실제는 좀 더 복잡하고, 모델화에 대해서도 남다른 저항감이 그 자신의 내부에 있다"(117항)고 쓰셨습니다. 그러므로 선생님이 말씀하신 "할 수 없다"는 단순히 연구하는 사람의 무력감을 말하는 것이 아니라 "간호라는 실천이 가지고 있는 복잡함, 혹은 연구 활동의 어려움을 표현한 것"이라고 생각하는데요.

나카니시　그래요, "어떤 과정에서 각오를 다질까?"라는 뜻이랄까요. 정말로 그렇게 할 수 있다면 너무나도 기쁘지요. 그렇지만 현실은 그렇게 단순할 리가 없어요. 이와 유사한 불쌍한 경우가 오늘날 학교에서의 왕따와 체벌 문제죠. 태평양전쟁이 끝난 지 70년 가까이

지났어도, 조사해본다면 아직도 상당히 많이 나오지 않을까요? 초
등학교, 중학교, 고등학교의 기초교육은 어느 정도 폐쇄적인 세계에
서 이루어지잖아요. 간호도 이와 비슷하고요.

● 그렇군요. 교육계에서 왕따나 체벌이 지금도 존재하는데다 상
당히 현실적인 문제일 텐데, 오히려 새삼스럽다는 듯이 문제로 떠
오르고 있지요. 간호사들이 자신들의 현실을 좀처럼 알 수 없는 것
과 마찬가지랄까요. 구조도 비슷하고요. 현실을 제대로 이해하지
못한다고나 할까요? 뭐라 표현할 수 없네요.

나카니시 그렇더라도 교육 쪽이 적어도 학문적으로는 간호보다도
앞서 가고 있을 거예요. 하지만 언론에서 다루는 것을 보면, 교육계
관련 '연구'에 대해서는 한마디도 안 하더라고요. 그렇다는 것은 교
육계에서는 왕따나 체벌에 관한 연구를 하지 않는다든가, 원래 금
기였는지도 몰라요.

● 만약 그렇다면 큰일인데요. 그저 교육 내용에 관한 원리 분석이
나 방법론 같은 연구는 많아도, 간호교육과 마찬가지로 교육자 자
신에 대한 연구가 빠져있는지도 모르겠네요.

나카니시 아무래도 접근하기가 너무 어렵기 때문이라고 생각합니

다. 그러므로 접근을 하자면요, 이를테면 예술가가 잘 하는 거 있잖아요, 자신의 일에 몰두하면서 동시에 자기 자신을 가급적 객관적으로 파악하고 이야기하면서 표현해나가는 거, 그런 식으로 해야 하는 거지요.[10] 그러한 인재가 한 사람이든 두 사람이든 차츰 나온다면 간호연구의 영역도 조금씩 넓어지는 건 아닐까 싶네요.

현장에서 분노한 적은 없는가?

나카니시 조금 다른 관점의 이야기가 될지도 모르겠는데요, 제가 담당하는 대학원생 중에 간호과장을 맡고 있는 사람이 있어요. 병원이 이사할 예정이라는 그녀의 말을 듣고서 말이지요, 문득 연구 주제로 '병원의 이사'라는 걸 하면 어떻겠느냐고 조언해봤어요.

병원이 이사를 한다는 것은 매우 새로운 주제이고, 이에 관한 문

9, 10 간호연구의 특성과 한계를 고려했다면, 과연 연구의 목표를 어디에 맞춰야 하는가? 이에 대한 나카니시 선생님의 답변 중 중 하나는 "실천적인 경험을 어느 정도 일관된 말로 표현하는 것"이다. 더구나 선생님은 이렇게 예술가의 사례를 들면서 예술가들의 자기 표현 방식을 참고하도록 권하고 있다. 결국 그것만으로도 간호의 질이 높아지리라 본다고 말씀하고 있다.

'예술가'라고 하면 '과학적인 간호'를 매우 이질적으로 여기지는 않을까 싶을 것이다. 하지만 선생님의 말씀을 주의 깊게 읽어보면 알 수 있듯이, 이는 '예술'이나 '예술 작품' 자체를 가리키는 게 아니라 그런 것의 기초에 있는 현실을 진지하고 투철하게 보거나 표현하기(현실주의)로 돌아갈 필요가 있다는 의미다. 선생님은 '그것만으로도'를 덧붙이셨지만, 현재 간호연구의 상황을 고려하면서 보면 아무래도 "문턱이 높고 어려운 것"이라고 말할 수 있을지도 모른다. 선생님께서는 이미 제6장에서 "방법론적으로 엄격한 연구에 얽매이지 말고 역사 현상에 관한 보고서라도 좋으니 역사적·저널리즘적 접근을 하라"고 권하고 있다.

헌도 없어요. 아! 보고서는 있지만 적어도 간호 분야에서 연구적으로 접근한 문헌은 없지요. 그러니 "병원이 이사할 때 간호사가 어떤 역할을 맡을 것인가"라는 논점이 전혀 없어요. 그래서 병원이 이사하는 걸 경험해본 사람의 이야기를 그 대학원생이 듣는 형식으로 인터뷰를 했어요.

그랬더니 이사 계획 전체는 업자에게 맡겨두고, 병원장은 형식적인 지휘만 하고, 실질적인 업무는 해당 팀이 담당한다더군요. 이런 식으로 사무팀은 간호에 관여하지 않기로 하고서, 간호사들만이 '특별히' 몹시 많은 문제를 떠안아버린 거지요. 그런 곳에서 간호부장과 간호과장이 움직이고요. 더구나 그들에게는 간호와 관련된 문제는 물론 병원의 진료 부문을 중심으로 온갖 문제가 돌아와요. 그것을 간호부장들과 간호과장들이 처리하는 건데, 그것이 제3자의 입장에서 봐도 아주 훌륭하거든요.

단, 본인들은 그것도 자신들의 일이라고 생각하기에 그러려니 하지요. 더구나 '뭔가를 기록하는 일' 같은 것은 기억에 남지도 않고, 가치 있다는 인식도 물론 없어요. 그러면서 이만한 대사업에 별 계획 없이, 무슨 문제가 일어날 때마다 그때그때 임기응변식으로 대처하면서 실행하는 거죠. 그러한 '현장에서의 대응 능력'이라는 것은 정말로 탁월해요. 그것이야 말로 언어화하고 데이터화해둔다면 연구할 가치도 있겠지요.[11] 그럼으로써 병원 안에서의 간호 부문의 위상도 저절로 변할 거라고 저는 생각해요.

그러나 그 학생에게 어떤 교수가 "자네가 연구하려는 주제가 뭔가?"라고 질문했을 때 "병원이 이사하는 것입니다"라고 대답했더니 "논문의 주제가 병원의 이사라니? 이사는 이삿짐센터에 맡기면 되는 것 아닌가?"라고 말했다는 거예요. (웃음)

간호사들이 그토록 많은 일을 떠맡고 있는데도 간단하게 '이사'라고 하면 이삿짐센터의 일이 되어버리는 거죠.[12]

● 이미 지적했듯이 현장에서 고생하는 간호사에게 "어렵다거나 분노하게 만드는 일은 없나요?"라고 물어도, "없는데요"라는 대답이 돌아오는 세계와 닮았네요.[13]

나카니시 그럴지도 몰라요. 어쩌면 병원이라는 조직은 다양한 곳으로부터 억압을 받는 곳이 아닌가 싶네요. 아울러 간호사 자신이,

---

11~13 대학원생의 논문 주제로 '병원의 이사' 같은 것은 전문용어를 나열한 것 같은 주제에 비하면 아무래도 위압감이 적다. 그러나 나카니시 선생님의 전문 영역인 간호관리학이라는 관점에서 보면, 조직 전체의 이사란 지극히 현실적이면서 일종의 비일상성과 교란성을 수반하는 특이한 상황이기도 하다. 그러니까 병원이 이사할 때 비로소 조직에 잠재했던 특유의 관련성이나 기능이 표면에 드러나는 것을 기대할 수 있다고 생각한 것이다.

그런 현실을 놀라움과 호기심을 가지고 점검하면서 연구와 질문의 대상으로 볼 수 있을지를 우선 따져봐야 한다. 하지만 실제로 간호관리자인 대학원생에게는 그런 의식도 보이지 않는다. 그리고 교수들도 주석 12의 '이사라면 ○○이삿짐센터' 같은 얄팍한 선전문구 수준에서 벗어나지 않는다. 왜 그럴까?

"현실이란 상황에 항상 어느 정도 무사안일하게 대처할 수 있어야 한다"는 생각에 지배당하는 사람의 눈에는, 현실이란 거의 자명하게 존재하는 것으로 보일 수밖에 없다. 사실, 간호 실무와 간호교육의 지나치게 세밀한 계획성과 매뉴얼화는 이러한 특성의 연장선상에 있다고 봐도 무방하다. 이와 같이 구조화된 현실에서는 개인의 불확실함 때문에 일어난 반응과 갈등으로 사실을 파악하고, 그것을 예컨대 분노로 느끼는 등 상황이 아주 어려워질 것이다.

'자아와의 통합성'이라고 할까, 자아 자체의 취약함이 지나치게 심해요.

'자아'라는 것은 적응을 하면서 뭔가를 물리치는 강력함을 갖는 거예요. 그런데 물리치기에는 그 나름의 에너지가 필요하지요. 에너지가 필요한 만큼 역시 어떤 형태로든 지원을 받아야 하고요. 그렇지만 그러한 지원을 할 수 있는 리더가 양성되지 않는다는 것이 현실이지요.[14]

노하우(기술)로서의 연구가 늘어나고 있다

나카니시 '간호의 문화'는 가능하고 익숙한 것만 소중히 하고, 이질적인 것을 배제하지요. 게다가 기본적으로는 논리적 순서를 더듬는, 그러니까 사물을 조립하거나 부수거나 하는 학문적 연구 등과는 다른 정신문화를 가지고 있는 집단이니까, 어떻게 해서든 자신들이 받은 교육을 효율성이 떨어지더라도 다시 이용하여 노하우(기술)로서의 연구에 임하는 사람들이 늘어난다고 생각해요.[15]

---

14 주석 13과 같은 현상에 의해 도대체 무엇이, 또는 누가, 어떻게 변하면 좋을까? 나카니시 선생님은 "그러한 현실을 물리치려는 개인"이라고 직설적으로 말하는 대신 "(그 개인을 다치게 하지 않고서) 지원할 수 있는 리더"라고 말씀하셨다. 이것은 "개인이 본래 가진 것을, 가급적 빼앗거나 손상시키지 않으면서 지킬 것인가?"가 선생님의 기본적인 교육적 자세이기 때문이기도 하다.

게다가 문제가 하나 더 있어요. 일반적으로 "언어 감각이 발달했는가?" 같은 거죠. 이는 연구 과정에서 엄격하게 확인하는 점입니다만, 특별히 연구에서만의 이야기는 아닙니다. 자신들이 지금 하는 활동이 정말로 학문적인 활동인지에 대한 것도요. 연구를 한다면서 방법적으로 일정한 순서를 따르지만, 지도교수의 지시대로 "다음에는 이것과 이것을 하는 식"이라면 그건 학문도 뭣도 아니지요.

연구의 방법으로서 그런 경우가 있을 수도 있겠지만, 그렇게 하면 학문이 아니기도 하고, 대학원에서 공부하는 의미가 있을까 싶기도 하네요. 그래도 그저 그런 방법으로 연구하고 싶다면, 나도 그러려니 합니다. 하지만 이럴 경우 연구 결과를 전혀 기대하지 않는다고 확실히 말하기로 했습니다. (웃음)

● 확실히 선생님은 정말로 그렇게 생각하신다고 믿습니다만, "아무것도 기대하지 않는다"는 말씀은 이른바 반어적인 표현이라고 봅니다. 그러니까 "넌 학문이란 무엇이라고 생각하느냐?"고 학생들에게 들이대는 것 같아요.

나카니시 그렇게 받아들여지기를 바라고는 있습니다.

---

15 '간호에 내재된 다른 정신문화'란, 지금까지 나카니시 선생님께서 사용하신 어휘로 표현하면, 예를 들어 "질서와 규율을 존중하고, 권리보다는 의무를, 말보다는 유형적 사고에 치우치기 쉬운 경향이다"라고 말할 수 있다. 확실히 이러한 심성이 아직도 깊이 뿌리를 내리고 있다면, 그것이 노하우라는 차원에 머물고 있으리라는 사실도 추측하기 어렵지 않다.

● 그러니까 선생님 말씀은 "학문이라는 것은 문제의식도 아무것도 모르는 채로 들어가서 자동으로 나오는 것은 아니다. 자신이 무엇을 질문하는지도 모르고서 무슨 학문을 한다는 말인가!"라는 거네요?

나카니시 그러한 효과가 조금이라도 나온다면 저도 보람이 있지요.

● 선생님의 그러한 음, "과격하다"고 할까, 저에게 말하라고 하시면 "매우 타당하다"고 생각하는 발언은, (웃음) 절대로 뭔가를 환기시키려고 하는 것이라고 생각하거든요. 저는 선생님의 그런 점과 조금이라도 통하는 사람이나 깨닫는 사람이 반드시 있으리라고 생각합니다. 그런데 그런 것도 없이 그냥 어서 오라고, 잘 왔다고 하는 대학원의 교수는 교수로서 어떨지도 반대로 생각해보았습니다.

다른 사람의 얼굴을 보지 말고
자신의 머릿속을 보세요

● 선생님의 학문적 가치관의 특징이라면 자기 자신이 느끼거나 깨달은 것에 대해 언급하는 자각적自覺的인 점이에요. 이를테면《임상교육론》에는 "그들은 기술 하나하나에 대해 직접 물을 수 있는

탐구자로서 존재해야 한다. 학습자가 거기서 배울 것은 항상 자신의 간호에 대해 스스로에게 묻는 자세이다"(293항)라는 서술도 있던데, 극히 공감했습니다.

나카니시　그리고 또 하나는 학문의 숲을 거친 인간이 자연스럽게 익힌 매너 같은 거예요. 예를 들면, 모르는 게 있으면 문헌을 조사해본다든가, 그런 걸 가르쳐준 사람에게는 예의 바르게 "고맙습니다"라고 인사한다든가 하는 거 말이죠. 학문적인 활동으로 뭔가를 익히는 것은 정말로 중요하니까요. 그래서 그렇게 완성된 논문은 일종의 '통행증' 같은 것이라고 생각합니다.[16] 그러므로 세미나도 바로 그러한 능력을 연마하는 기회인 셈이지요. 그런데 학생들은 아주 조용해요. 별다른 생각이 없다 보니 "그냥 선생님이 아무 말이라도 하세요"라는 표정을 짓고서 저를 쳐다보더군요. 하지만 저는 즉시 이렇게 말하지요 "여러분은 내 얼굴을 보지 마세요. 그 대신 자신의 머릿속을 보세요!"라고 말이죠.[17]

16　'만약 연구 방식이 노하우라는 것에 치우친다면, 그것을 극복하려면 우선 그 일이 어떤 것인지를 스스로 잘 알고 있어야 할 것이다. 그러는 데 필요한 것은—본문에서도 반복했듯이—논문을 마무리하는 자체가 아니라 그 과정이 면밀해지도록 열중하는 것이다.

17　이것은 나카니시 선생님의 말씀 중 하나로, "다른 사람의 머리를 쓰지 말고, 자신의 머리를 사용하라"의 변형 버전이라고 할 수 있다. 여기서는 "머리를 사용한다"는 자율적 행위를 자신(의 머릿속)을 보라는, 혹은 타인(선생님)의 얼굴을 보지 말라는 선생님의 독특한 표현으로 바꾸어놓았다.

● 과연 지당한 말씀이시네요.

　선생님께서는 "학술적인 사고회로란 다른 것을 새롭게 구축하는 작업이다"라고도 하셨습니다.

나카니시　노하우 회로를 갖춘 사람에게는 하나하나의 실천적 기술이나 기교가 얼마나 잘 돌아가는지가 중요하지요. 하지만 당사자들은 그것이 어떻게 연결되어있고, 어떻게 발전할 것인지에 대한 논리적 설명에는 거의 관심이 없어요.

● 그러니까, 좀 전에 말씀하신 대로 "논문이라는 결과는 단지 통행증일 뿐이고, 그 과정에서 얻는 것이 정말 중요하다"는 거군요.

　근데 선생님의 살인적인 세미나에서 굉장히 성장한 학생이 참 많아요.

나카니시　확실히 "어렵다"느니 "힘들다"느니 하면서도 (웃음) 지적으로 왕성해지는 것 같아요.

제8장

깨달음을 전하는 자세를 어떻게 갖출 것인가?

혼자인가? 그렇다면 그 무의미한 역할을 하라!

● '간호사의 자아'라는 문제가 있었지요. 그런 의미에서 간호사는 집단적 사고에 길들여져있다는 말씀도 하셨습니다. 그 속에서 개인이 실제로 현실과 마주보면서 현실주의를 깨닫고 있는데, 그 속에서도 문제 제기를 하지 않는다는 것이었지요?

나카니시 네, 하지 않아요. '현실'이라는 것도 그 개개인에게 보이는 범위의 현실일 뿐이지요. 그러니까 "이사라면 이삿짐센터에 맡기면 된다(제7장)" 같은 판에 박힌 사고방식이 되지요. (웃음)

● 그런 점에 대해 생각하다 보면 다시 이야기가 원점으로 돌아갑니다만, 간호사의 기초를 다지는 것은 간호교육이니, 이걸 좀 더 쇄신하지 않으면 "'노No'라고 말하는 간호사'라든가 '자아 성장' 같은 것은 기대할 수 없다는 것이지요?

나카니시 그렇지만 저는 그런 걸 "모두 다 함께 노력하자!"고 말하는 식으로 퉁치고 싶지 않아요. 형식적이라 해도 한계가 벌써 보이잖아요? 그러니까 조금 앞서 말했었지요? "현실을 볼 수 있는 사람의 수를 어떻게 늘려나갈까?"라는 이야기이지요. 그건 간호교육 분야에서 말하는 '좋은 간호교사 육성' 같은 차원의 이야기가 아니에요. 제식으로 말하면 '감각의 이야기'지요. 감각이 있는 사람이 길러지기를 바란다는 겁니다. '그러한 감각이 있는 사람'을 모을 방법이 없을까요?[1]

---

[1] 나카니시 선생님은 '조금이라도 현실을 보는 사람'에게만 기대하는가 보다라고 생각하겠지만, 사실은 그렇게 단순하지 않다. 선생님은 '모두 다 같이'를 가장 싫어하시는 분이다. 예를 들어 어느 개인의 행동을 이해할 수 없더라도, 그 사람 나름대로 그렇게 행동하는 이유가 있다면 '모두 함께하기'보다 어느 정도는 바람직하다는 것이다. 각자의 고유함 속에서 현실을 제대로 볼 수 있는 능력을 가진 사람이 있으면 된다. 다만 "그러한 사람을 교육으로 '함께' 만들어내는 거네요"라고 말한다면 다시 선생님은 그건 아니라고 말씀하실 것이다. 선생님이 '모두 함께'를 싫어하는 이유는 필시 하나 더 있다. 그건 이러저러한 필요악적 상황(교육도 포함)에서 개인이 생생하게 스스로 파악하는 자기학습 능력을 기르게 함으로써 어느새 무의식적으로 일을 처리할 수 있는 개인의 감각이 중요하다고 보기 때문이다. 선생님은 감각이란, 명확한 정의는 없지만, 개인의 행동의 방향을 미적·도덕적으로 정하는 것이라고 한다.

● 그건 선생님처럼 과격하게 (웃음) 문제 제기를 잘 하는 사람에게 공감할 수 있는 사람이 조금이라도 늘어나면 좋다는 것 아닌가요?

나카니시 그렇죠, 그래요. 씨를 뿌리지 않으면 안 되지요. 하지만 저는 이미 오랫동안 씨를 뿌려왔어요. 이제 지쳤어요. (웃음)

● 사실, '감각이 있는 사람'은 분명 있겠지만, 교육 과정이나 현장에서 그런 감각을 잃어가는 것은 아닌지요?

나카니시 그런 점도 있지요. 집단에서는 역시 '개인을 순응시키려는 힘'이 작용하니까요. 그래서 저는 4년제 간호계열 대학이 점점 늘어나면서 모두들 단순하게 즐거워할 때 "그것만으로 간호의 질이 변하지는 않을 것이야"라고 생각했어요. 왜냐하면 새롭고도 그만큼 위험성이 높은 대상을, 그와 고생하면서 어떤 접점을 찾기보다, 여럿이서 자신들에게 편안한 세계로 끌어들이는 힘이 더 크니까요. 예를 들어 2월 14일은 밸런타인데이고, 그러니 새내기 졸업생이 의사에게 초콜릿을 선물한다는 이야기도 그래요. 어떤 졸업생이 그런 걸 하고 싶지 않다고 말해도 되느냐고 물으러 왔어요. (웃음) 그래서 저는 이렇게 말했지요. "혼자서 한다면 필요악으로서 그런 무의미한 역할을 하세요. 그렇지만 같은 생각을 하는 사람이 2명이라면 '우리는 그런 일과는 관계가 없습니다'라고 말해도 됩니다"라고요.[2]

● 그렇군요. 심도 깊은 이야기네요. 사실은 이미 저도 비슷한 일 때문에 실망한 적이 있어요. 아직 간호조무사였던 시절에 간호과장이 독선적인 사람이었던지라 병동 전체의 분위기가 험악했거든요. 그러다 보니 직원들이 간호과장 뒤에서 하는 험담도 차마 들을 수 없을 지경이 됐고요. 그렇다면 대놓고 말하는 게 좋을 것 같아 혼자서 간호과장에게 의견을 말하기로 했어요. "이 병동은 이상합니다"라는 쪽지를 간호사실에 붙여놓은 거지요. 그랬더니 바로 간호과장이 저를 부르더니, 자르지는 않았습니다만, 제가 근무하는 병동을 바꿔버렸지요. 그때 간호부장이 살짝 충고를 해주었는데요, "혼자서 하지 말고 동료를 만들라"[3]는 거였지요.

나카니시   그건 정말 굉장한 충고예요.

● 혼자서 말하면 바로 저지당하죠. 그렇지만 둘이서라면 조직적인 행동을 할 수 있어요. 다만 저도 그때는 어렸고, 그런 건 전혀 생각하지 못했죠. 선생님을 좀 더 빨리 만났으면 좋았을 텐데…. (웃음)

2, 3   "'노No'라고 말하는 간호사'(제4장)가 실재한다면 우선 그런 간호사가 직면할 것은 조직일 것이다. 이를테면 일개 직원에 불과한 간호사가 조직의 상태 등에 대해 관리자에게 이의를 제기하더라도 관리자는 잘해야 "알았어, 고려해보지"라고 댓구하면서 듣는 척할 뿐이며, 대부분은 "이 친구 건방지구면!" 하면서 무시할 것이다. 그런 조직 대 개인이라는 상황에서 자기 스스로를 얼마나 잘 지키면서 이의와 의견을 낼 수 있을까가 "'노No'라고 말하는 간호사'의 생존의 갈림길이 될 것이다. 이를 위한 방법 중 하나가 주석 2인 것이다.

나카니시   좀 전의 밸런타인데이 이야기도 그렇지만 병원에도 병동에도 말이지요, 시작도 이유도 모르는 모순된 상황이나 조직문화가 많아요.

● 음, 그런 상황은 뿌리가 깊을 정도로 계속되어온 것이니, 간호사는 현실주의자로서 그런 것과 잘 마주해야 해요. 그러고서 뭔가를 해나가지 않으면 안 되겠지요.

오기는 별로 없었다

● 조금 다른 이야기일지도 모르겠는데요, 예전에 선생님께서 간호학과 학과장이셨을 때 말이지요, 옆에서 선생님을 보면서 '선생님에 대한 위에서의 압력이 상당하구나'라고 생각한 적이 몇 번 있었습니다. 그래서 제가 "선생님도 힘드시겠어요"라고 했더니, 선생님께선 그렇지 않다고, 언제나 말하고 싶은 것을 말하고 있다고 아주 시원스럽게 말씀하셨어요. 그래서 제 생각이 달라졌더랬죠.

나카니시   그래도 그건 제가 학과장이었으니까 그랬겠죠? 마츠자와 선생 같은 입장이었거나 조금 젊거나 했다면 스트레스를 받았을 거예요. 그런 의미에서 대인 관계에 대한 스트레스는 지위가 오를수록

적어져요. 그 대신 이런 것을 시켰다는 반발도 나오지요. (웃음)

● 위로 갈수록 사람과의 관계에서 받는 스트레스는 줄어든다고
요? 저는 완전히 반대라고 생각합니다. 제가 지금 윗자리에 있는
건 아니지만, 저도 나이를 먹을수록 스트레스가 쌓이고 좋은 일도
없어요. 그나마 선생님 같은 상사가 있으니까 저는 어떤 의미에서
편안하게 지냈지만, 그런 보호막이라도 없어지면 다양한 일이 벌
어지지요. 그래서 선생님 덕분에 보호막의 의미를 처음으로 알게
됐다는 느낌이 듭니다.

　선생님을 보면서 생각한 것은 어려운 상황을 당하면서도 용기를
잃지 않는다는 점과, 말씀과 행동을 정직하게 일치시키는 것을 상
당히 고집스럽게 수행한다는 점입니다. 역시 선생님께도 '오기'라
는 게 있었던 거 아니겠습니까?

나카니시　오기는 별로 부리지 않았는데요. (웃음)

　그렇지만 제가 어느 대학에 갔을 때 그 대학에서 벌어진 상황 때
문에 큰 문제가 벌어졌어요. 이를테면 실습실의 한가운데에는 큰
기둥이 4개나 떡하니 있었지요. 바로 사무실로 가서 실습실에 왜
저런 게 있느냐고 물었어요. 실제로 실습실의 기능이라는 것은 학
생들이 실기를 하는 거지요. 그런데 기둥이 한가운데 떡 하니 있으
면 교수님이 시범을 보이시는 것을 학생들이 볼 수 없잖아요? 그런

경우가 상당히 많았어요.

● 선생님은 그 대학에 갈 때까지는 그 정도로 시니컬하지는 않았었다고 말씀하셨지만, 그렇다는 것은 그 전까지는 여러 가지 면에서 좀 더 자유롭게 일하셨다는 것일까요?

나카니시　아니, 요컨대 "이러한 대학도 있구나, 이런 환경에서 이런 학생들로 대학교육이라는 게 이루어지고 있구나"라고 애써 이해해 버렸어요. 사람들에게는 별로 말하지 않았지만, 그래서 시니컬해졌지요.

● 더구나 선생님은 국가시험의 합격률이 전국 평균 아래로 떨어져도 "국가시험들은 국가에서 서비스로 하는 거니까 괜찮다"[4]며 별로 아랑곳하지 않으셨지요. 그래서 저는 걱정스러웠습니다.

나카니시　하지만 할 일은 했잖아요. 기본적인 정신은 "국가시험을

4　나카니시 선생님이 학과장이었을 당시 학생들의 국가시험 합격률은, 오르락내리락 하기는 했어도, 그렇게 칭찬받을 만하지는 않았다. 사학私學에 있어서, 그건 어떤 의미에서 사활의 문제였기 때문에 위에서의 압력도 상당했을 것이다. 그런 현상에 대해서 선생님은 현실적인 대책을 강구하면서도 한편으로 주석 4와 같이 '쿨'하셨다. 분명 합격률은 중요한 일이지만, 학생들이 대학 시절을 시험 준비만 하면서 보내는 것에는 기본적으로 거부감이 있으셨던 것이 틀림없다. 즉, 선생님은 대학이란 원래 개인의 자격 취득을 목표로 하는 조직이 아니라는 인식을 가지고 계셨던 것이다.

준비하는 학생들을 돌보는 것까지도 교수의 책임이라고 생각해서는 안 된다"는 거지요. 흐름상 학생들을 위한 서비스는 하지만, 우리의 책임은 학생들이 대학을 졸업하면 곧바로 국가시험에 합격하도록 한다는 식의 커리큘럼을 운용한다는, 그러니까 학생들이 국가고시에서 합격할 수 있도록 돌보는 건 아니지요. 그러니 그런 점은 분명히 하는 것이 좋지요.

그런데 요즘 대학문화는 시대에 맞는 변화는 하지 않고, 그저 취업을 위해 학생들이 국가시험에 합격하도록 돌보는 것까지도 교수의 책임이라고 하지요.

● 그렇습니다. 냄비와 솥까지 가지고 와서 합숙까지 해가며 국가시험을 위한 대책을 마련한다는 학과마저 있으니까요.

나카니시　그렇게까지 하면 어떤 지경까지 떨어질라나요? 시대 상황을 생각하면 어느 정도 필요악이기는 하지만요.

깨달음을 전하는 자세를 어떻게 갖출 것인가?

나카니시　간호현장의 조직문화나 간호교육 자체가 변하지 않는다는 이야기는 어떤 의미에서 '전제'라고 생각해요.[5] 그래서 저는 간호제도나 간호교육 과정 중 80퍼센트는 대책이 없다고 생각하고요. 아니, 80퍼센트는 그나마 나은 수치예요. 이를테면 간호제도나 간호교육에 대한 본질적인 논의나 과학적인 발상 등을 모든 사람들에게 두루 이해시키려는 것은 그야말로 비현실적이잖아요?

자기부정을 하기 쉽고 점점 혼란스러워질지도 몰라요. 그러니까 그런 의미에서는 "일단 깨우친 사람이 말하는 태도를 어떻게 갖출 것인가?"[6]라는 이야기 같은 거라고 생각해요.

● 비현실적인 100퍼센트라는 수치를 말하기 전에 조금이라도 그런 현실에 접근할 수 있는 인재를 어떻게 해서든지 길러야 한다는 말씀이지요?

나카니시 네, 그래요. 지금 당장은 간호과장들이 그런 인재겠지요. "간호과장들이 좀 더 나아진다면 아마 병동 전체 간호사들의 문화도 변하지 않을까?"라고 생각해요.[7]

패션잡지나 연예인 같은 것에 대한 이야기나 나누는 문화가 될지, 아니면 조금이라도 학문적 관심 등이 일상적인 화제가 될지는,

---

5 여기서의 논점은 간호와 교육의 'DNA적인 불변', 그리고 역사적·사회적·문화적 배경으로 뿌리 깊게 고정되어온 지금까지의 간호와 교육의 모습이다. 그 결과 각각의 사람이 각각의 고유성을 가지고서 커나가는 것이 방해를 받아서 획일화되기 십상인 것에 나카니시 선생님은 강한 불신감을 가지고 계신 것은 아닐까? 선생님은 고등교육이라는 것을 개인이 소신껏 이용하면 좋지만, 군대와 같이 사람의 '이상적 형태'를 만드는 것은 아니라고 말씀하고 있다.

아마도 간호과장의 관심과 능력에 따라 좌우된다고 생각하거든요. 그래서 그런 뜻에서도, 지금 현재 진행되고 있는 간호관리자 양성은 아직 충분하지 않은, 잠정적인 조치에 불과하다고 생각합니다.

그리고 말이죠. 어느 구청이나 기업도 그렇지만 스스로 조직의 관리자를 육성하고, 그에 따른 경비를 후보자 자신이 지불한다는 일이 있을 수 있다고 생각해요? 내가 뉴욕에 유학 갔을 때에 외무성 관리가 옆방에 있었어요. 그 사람은 어쨌든 1년 동안 가서 무엇이든 좋으니 논문을 써오라는 말만 듣고 파견됐다고 하더라고요. 그것이 과장으로 승진하는 시험 같은 것이었나 봐요. 당연히 뉴욕에 유학하는 경비는 어디서 나오냐고 물으니, 관청에서 나온대요. 그렇지만 간호사는 달라요. 자기 개인의 돈을 써야 하니까 유학이란 있을 수 없는 이야기지요.

"간호기초교육이란 노하우를 가르치는 것이다"라고 하잖아요. 그렇듯 내가 규정할 수 있다면, 관리자교육은 역시 전인교육이어야 한다는 거죠.[8]

전인교육이란 플랜드 에듀케이션planned education이라는 건데요,

6, 7　나카니시 선생님식으로 말하자면 '깨우친 사람'이 어떻게 깨우쳤는가는 결과론적으로 중요한 게 아니다. 선생님은 "모든 교육적 접근과 계발 등을 실시했을 때, 모두가 똑같이, 동일한 차원에서 깨닫든가 깨닫지 않는다든가 한다"는 것이다. 그러니까 간호의 현재와 미래에 대해 보다 강력하게 깨우친 사람들을 모으고, 그들과 함께 일종의 흐름을 만들어낼 준비를 하자는 것이, 선생님이 보기에 당장 현실적인 첫걸음이라는 지적이다. 그리고 주석 7과 같이 그 깨달음이 간호과장급에서 일어난다면 현실은 보다 크게 변화할 수 있다는 것이다.

계획적으로 잘 훈련된, 대학이나 대학원에서의 교육이어야 해요. 몇 주일이나 몇 개월 정도로 단기간에 단편적으로 하는 교육으로는 관리자를 양성할 수 없으니까요.

● 좀 더 충실한 교육 과정이어야 한다는 말씀이시네요.

나카니시 네, 전문적인 교육이 아니면 안 돼요. 우선 기초교육이 전문적인 교육이라는 식으로 스스로 규정하기 때문에 심지어 우쭐하기까지 한 교육계의 절박한 빈약함을 많은 사람들은 깨닫지 못하고 있어요.

● 대학의 간호기초교육 중에서도 간호관리학이란 것은 지정된 규칙으로도 자리를 잡지 못하고 있고, 어떤 의미에서는 엑스트라 같은 프로그램이 되었죠. 현재 기초간호학계의 영역이 맡고 있는 곳도 있는가 하면, 독립된 영역으로서 존재하고 있는 경우도 있는 등 다양합니다.

나카니시 관리학과라는 데서는 관리와 경영에 관한 걸 공부하지요.

---

8 간호기초교육이 간호사로서의 최소한을 만드는 것이었다면, 관리자교육은 간호사들의 조직적 활동과 관리, 나아가서는 그들 자체를 포함시켜 대상화하는 경영과 제도, 그리고 정책과 정치적인 관여라는 것까지 포함한 것(administration)이다. 그야말로 농후하고 자율적인 전문가 교육을 필요로 하는 것이라는 주장이다.

관리라는 것은 기초교육 단계에 반드시 들어있어요. 예를 들어 '팀워크'란 것은 바로 정신적인 관리의 힘이 없으면 해나갈 수 없는 것이고요.

한편 경영이란 높은 견지에서 데이터를 어느 정도 구조화하고, 일단 조직 전체를 조감하는 것부터 시작하는 관리인 거죠. 그런 의미에서는 그야말로 "대학원에서 제대로 공부한다"라는 전제가 필요하다고 생각해요. 거기에는 '경영 관리'라는 범주도 들어있고요. 정치적인 힘도 중요한 개념이 되지요. 그러므로 더욱 과정이 어렵고, 미국에서는 간호과장은 석사 학위를, 간호부장이 되려면 박사 학위를 가질 것을 조건으로 하고 있어요.

이러면 장벽이 꽤 높아지기는 해요. 하지만 그만큼 과학적으로 사물을 보거나 생각하거나 진행해나가는 행동력이 없으면, 통합정리를 하는 것은 불가능하거든요. 그런데도 단기간의 토막적인 연수 등으로 이런 걸 진행한다면, 이 또한 결국 노하우교육이 될 뿐이지요.

문제는 본本 머리(생각)가 비참할 때에 발생한다

나카니시 아까 간호사의 80퍼센트는 변하지 않아도 어쩔 수 없다고 말씀하셨지요. 그 말과 중복되지만, 간호사들 중에도 역시 일종의 노골적인 계층화 같은 것은 없더라도, 그런 것에 대해 고려하지 않는다면 간호의 발전은 없을 것이라고 생각합니다. 진정 '변화'와 '본질'이라는 것을 받아들일 수 있는 머리와, 그렇지 않은 머리가 반드시 어느 정도는 있으니까요.[9]

● 다만 그런 건 교육에 의해 만들어지는 부분도 없지 않고요.

나카니시　아니, 언제나 하는 말이지만, 저는 일반적인 교육에 대해서 그렇게 낙천적이지는 않아요.[10]

● 물론 현재 선생님이 말씀하시는 전략적인 의미에서의 역할 분담적 또는 능력적 계층화라는 것이 존재하고, 거기서 변해갈 수밖에 없다는 것도 "현실이 그렇잖아"라고 이해하고 있습니다.

9　'간호사들의 계층화와 대중화'란 어느 정도 '대對'가 되는 표현이다. 이런 표현은 문자 그대로 간호사들 내부에 있는 다양한 인재의 모습을 의미하는 바, 특히 '계층화'란 간호사들 중에서 지도자층을 의식한 표현이기도 할 것이다. 다만 상투적인 표현인 '대중으로서의 간호사'(제3장)에 대해 지적하시던 나카니시 선생님의 문제의식 속에는 그러한 방식에 저항하는, 또는 자각적이라는, 간호사에 대한 기대감이 상당히 네거티브한 형태로, 그러면서 확실하게 표명되고 있다고 생각한다.

10　교육이라는 것이 낙천적이지 않다든가 기대할 게 없다는 나카니시 선생님의 표현은, 바꿔 말하면 간호교육과 그 결과는 어디까지나 제한적인 것에 머무른다는 뜻이다.
그러니까 교육 과정에서는 항상 미리 의도한 교육적 효과가 나타난다고는 할 수 없고, 반대로 예상하지 못했던 수확이 생기는 것임에 틀림없다. 그렇듯 예측하기 어려울 정도로 끊임없이 움직이는, 그러니까 다양하고 자유자재로 전개할 수 있는 자리에서 개개인은 비로소 교육에 대해 얼마간의 의미를 가질 수 있게 된다는 뜻이다.

나카니시　제가 목표하는 것이 무엇인가 하면, 간호사들이 병원에서 좀 더 존경을 받는 거예요. 하지만 현장에서 싸우는 사람들이 기본적으로는 존경을 받지 못하잖아요. 그래서 노력을 한다거나, 일본통운(이삿짐센터) 같이 관리 능력을 갖추는 데 중점을 둔 이사 기술이라든가, 그런 부분을 빨아먹고 있는 거죠.

그런 상황을 변화시키기 위해 애당초 이론을 연구해왔겠지요. 하지만 결국 그런 것들은 저변에 이르기까지 어떤 의미에서 유형화되어버렸어요. 그 대가를 지금 치르고 있는 거고요.[11]

● 그런 의미에서는 간호에 대한 기본적인 생각이나 행동을 변화시킨 뒤 그것을 후배들에게 전해줄 수 있는 사람들이 어떻게 리더십을 실천해나갈 수 있을 것인가가 과제로군요.

나카니시　제가 말하는 현실주의적 표현으로 말씀드리자면요, "노No"라고 말한다거나 관리 능력이 뛰어난 사람들을 배제하기보다, "새롭게 효력이 발생하는 리더십을 발휘해줄 그룹으로 어떻게 거듭나게 할 것인가?"라는 방향으로 생각하고 있어요.

11　원래 간호와 간호학에서 이론과 연구의 축적은, 간호사들이 일하고 있는 어려운 환경과, 그러한 어려운 환경에서 이루어지는 진정한 의미의 관리(케어)를 개선하는 것을 목적으로 했었다. 그러나 이들의 실천은 분명한 동기와 의미, 그리고 목적을 묻지 않다 보니 어느새 그 자체가 유형화되고 말았다. 그래서 간호와 간호학의 실제 상황은 시대의 변화 앞에서 오히려 의식적인 것이 되어버리면서, 이제는 딜레마와 마주하게 되었다고 나카니시 선생님은 생각하시는 것이다.

● 그런 그룹을 만들어내고, 또한 성장시킬 필요가 있습니다. 하지만 그런 사람들도 예전부터 간호기초교육의 단단한 틀에서 살아가지 않으면 안 됐지요.

나카니시 그렇지요. 하지만 본本 머리(생각)가 뛰어나면 괜찮아요. 문제는 본 머리가 비참할 때 발생하지요.[12]

● 다음으로 선생님이 강조하신 '역사'와 '문화'라는 중요한 요소가 있습니다. 200년 하고도 수십 년 사이에 분명 머리가 좋은 사람도 많이 태어났지만, 결국 '근대사회'라는 것이 만들어낸 간호의 현주소라는 것이, 선생님이 기대하고 계신 정도는 아니에요.

나카니시 그건 어쩔 수 없어요. 우리들의 시대란 여성이 사회 진출을 거의 할 수 없던 시대니까요. 그에 비하면 지금은 여성의 사회 진출이 이만큼 일반적이 됐지요. 그래서 우수한 인재가 꽤 많이 들어오고 있습니다. 그렇다면 앞으로 20~30년 뒤에는 변할 수도 있

---

12 주석 9의 이야기인 '계층화'라는 주제가 나카니시 선생님다운 더 급진적인 표현인 "본 머리(생각)가 다르다"는 말로 대체되었다. 그런데 '본本'이라는 표현에서 연상되는 상황은 간호를 둘러싼 역사적·사회적·문화적으로 구태의연한 일본적인 것이 강력하게 박혀있는 상황, 그러니까 선생님이 DNA라고 표현하신 상황이다. 그러니까 선생님은 보다 깊은 의미에서의 '본 머리'를 자각하고서 그것을 변혁할 수 있는 본 머리가 필요하다는 말씀을 하신 것이다. 하지만 그러한 '본'이 어디에 있는가를 확인할 수 없고, 심지어 "그런 게 있기나 할까?"라고 생각할 정도의 단순한 머리를 가진 사람은 비참해질 수 밖에 없다는 것이 선생님의 말씀이다.

을 거예요.

● 지금과 마찬가지일수도 있고, 변할 수도 있겠지요. 그러나 선생님의 생각은 리더십을 가진 사람들이 변하는 와중에 간호계 전체도 점점 변해가는 그런 미래를 그리고 계신 것이지요?

나카니시 네, 열심히 하고 있어요.

● 현실은 그런 현실주의자마저 거부할 정도로 쉽지 않을지도 모르겠는데요?

나카니시 그렇지만 이 문제에 대해서만은 안달하더라도 아무것도 만들어내지 못해요.

학문의 자유라는 것이 있잖아요?

● 그런데 선생님께서는 간호관리학이라는 학문 영역을 학회 조직과 대학 교육에 편입시키려고 노력하시는 것 같더군요. 그런데 그 조건이라는 것은 어디에서 비롯됐을까요?

나카니시　하나는 외압이에요. 요컨대 간호사 자격증을 취득하는 것뿐이라면 3년 과정으로 충분하다는 것이 당시 보수파의 주장이잖아요. 왜 간호대학 교육에 굳이 1년을 더해서 4년제로 하느냐는 거지요. 이런 건 극히 세속적인 질문이고요. 1년을 더한 교육이 왜 새롭게 필요해졌는가를 이론으로 구체화한다면, 필연적으로 간호관리학에 이릅니다.

● 보건사 과정과 통합시킨 교육이라는 것을 포함해서, 더욱이 "대학 교육이란 무엇인가?"라는 점에 대해 상당히 모색하셨다고 들었습니다. 그렇지만 그중에서 필연적으로….

나카니시　그렇습니다. 그렇지 않으면 세금을 자원으로 하는 예산을 받을 수 없어요. 그러니 매우 중요한 요소입니다. 교육에 보다 더 많은 세금을 사용한다는 의미가 있기에 '대학'으로 구성하는 것이 의미가 있지요. 그러니까 "대학뿐만 아니라 간호사집단이 어떻게 사회에 환원하는 활동을 할 수 있을까?"라는 점에 대해 끊임없이 생각해야 하죠.

● 정말 그러하네요. 그러나 특히 세금이 주가 되어 운영되는 국공립 대학의 경우, 그만큼 많이 관료적인 세계에 빠져있다는 느낌이 들어요. 어떤 일이라도 관료들처럼 처리한달까요.

나카니시　정말 그래요? 교수가 대학 관리의 일환으로서 해야 하는 것을 하지 않기 때문 아니에요? 교수를 위해 책임을 지거나 희생을 하거나 하는 관리자는 없어요. 그런 점을 꼭 인식해야 한다고 생각해요.[13]

그리고 대학이란 한편으로, 이제 거의 사어死語가 됐지만, '학문의 자유'를 추구한다는 자부심에 이끌리고 있겠지요. 학문, 그러니까 연구의 자유요. 대학에는 자신이 무엇을 선택할지에 대해 누군가가 옆에서 강요하거나 방해하거나 하는 일이 없어야죠. 그러려고 '자치'가 있고 '자율'이 있는 겁니다. 그러므로 학문의 자유라는 걸 소중하게 생각한다면, 교수가 단지 관료처럼 되어버린다는 것은 믿을 수 없는 이야기잖아요.[14]

● 대학이 사실상 관료 조직의 일부가 되면서 스스로 방향을 결정짓고 전개해나가는 자세와 의지를 잃은 것은 아닌가 싶습니다.

나카니시　그렇지만 전일본유도연맹全日本柔道連盟을 고발한 사람들처

13, 14　관료 또는 대학조직과의 관계라는 문제는 국공립과 사립, 그리고 간호계 대학 등 대학 각각의 배경이 다르고, 그래서 일반화할 수 있는 문제가 아니다. 주석 14와 같이 대학이 누리는 '자치'와 '학문의 자유'라는 것도 교수들과 학생들이 스스로 이룩한 결과물이라는 역사가 있음에도 불구하고, 그것을 잃어버린 채 점차 관료화되더니 체제에 순응하는 보수주의에 빠지고 말았다면…, 그건 누군가가 다시 어떤 방법으로든 회복시키거나 극복해야 하지 않겠느냐는 게 나카니시 선생님의 말씀인 것이다. 그러니까 선생님은 그런 문제의식을 잃어버리는 것에 대해 준엄하게 꾸짖고 계신 것이다.

럼 조직을 바꾸지 못하는 이유는, 아래가 움직이지 않기 때문이에요. 움직이지 않고 단지 다른 사람에 대한 비판만 하니까 바꾸지를 못하지요.

그러니까 그 일로 전일본유도연맹의 관리자가 해고됐잖아요. 현실이란 것을 항상 거기에 있어야 할 것이라고 믿고, 그러고서는 아무것도 하려고 하지 않는 자기 자신의 게으름이나 거짓말을 비판받아야 해요.

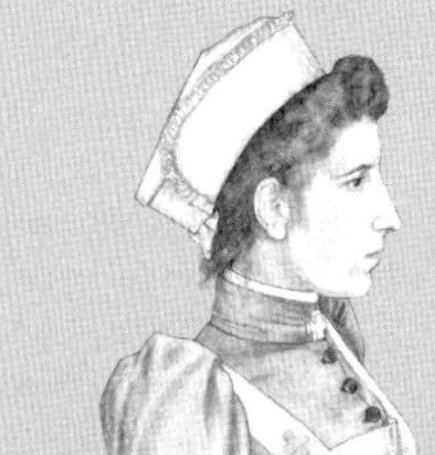

NO라고 말하는 간호사

제9장

적이 누구인가를 잊으면 안 된다

'지키다' 가 핵심 단어

● 선생님의 '사회간호'라는 개념은 '간호 관리'라는 표현에서 생겨
난 건가요? 그러니까 간호관리학과는 많이 다른 것인지요?

나카니시　핵심 단어는 '원동력'이에요. 전 세계적으로 가난한 나라
가 늘어나고, 전쟁이 발발하거나 다양한 요소가 작용하다 보니 인
간의 건강 문제도 변해갑니다. 우리는 의학이 그런 상황을 따라가
고 있다고 믿고 있지만, 의학의 감수성이 그렇게까지 좋은 편은 아
니에요. 그리고 이런 표현도 있어요. "지금까지 우리 간호사들은 강

하류에서 허우적거리는 사람들을 구하기에 급급했다. 그렇지만 이제는 사람들이 숫제 강 상류에서 빠지지 않도록 힘을 써야 한다"는 거죠. 정말 대단하지요?

● 그렇군요. 그 경우에 '상류에서'에는 다양한 의미가 담긴 것 같네요.

나카니시　거기에는 '질병 예방'이라는 단순한 의학적 관점에는 다 들어가지 못하는, 그러니까 좀 더 사회적이거나 환경학적인 관점이 들어가잖아요. 그런 걸 전부 포함하는 학문을 간호사가 제대로 하지 않으면 말이지요, 아무리 시간이 지나도 그야말로 목에서 아래인 채가 되어버리죠. 그것이 사회간호라는 발상의 시초예요. 상류에 있는 것이 바로 사회라고 친다면, 이를테면 '산업의 발달사' 같은 것도 거기에 포함되지요.[1]

● 간호에 대해서는 사회적으로나 역사적으로나 좀 더 열린 시야

---

[1] 사회간호에 대해서는 이미 제5장에서 다루었지만, 지역간호학(공중위생간호학과는 다름)을 보다 광범위한 사회적 관점에서 아우르려고 하는 것이다.
여기서 나카니시 선생님은 강의 상류와 하류라는 비유를 이용하여 의료의 방식을 설명했다. 상류와 하류란 단순히 병이 깊어지기 전과 후라는 단순한 이분법적인 것이 아니다. 그 것을 선생님은 '원동력'이라고 지적하신 바, 아무래도 선생님은 "질병이나 장애가 발생하는 데 대응할 수 있는 이 세상의 모든 방법이다"라고 말씀하고 싶으신 것은 아닌가 싶다. 마치 '그런 것을 다 포함하는 학문'을 말씀하고 계시기 때문에, 일종의 백과사전적인 지식의 확대와 호기심 덩어리 같은 것이 선생님에게서 느껴진다.

로 물어야 한다는 말씀이시죠? 그리고 사회라는 관점에서 히고로 (日頃) 선생님이 강조하시는 것에는 정책이라든가 정치적인 부분 같은 것도 빠지지 않지요. 그러면 간호라는 것이 사회와 역사, 그리고 정치와 국가에서 어떻게 존재할 것인가를 물으려고 하시는 건가요?

나카니시　그렇지요. 역시 '지킨다'는 게 중요한 내용이지요. 간호의 '호護' 자를 바로 세우자는 거지요. 그것이 간호의 본질이라고 생각해요.

● 그러니까 '사회간호'라는 개념을 확산시킨다는 것은 뭔가를 지키는 데 필요하다는 말씀이네요.[2]

나카니시　누가 무엇을 지키려고 하는가가 정확하지는 않지만요.

---

2 사회간호에 대한 내용을 묻는 가운데, 나카니시 선생님은 꽤 당차게 '지키다'는 말로 비약하신 것처럼 보인다. 이럴 때 선생님은 진부한 논의에 충분히 만족하지 못하셨거나 다른 논점을 생각하고 계셨기에 이야기를 급진전시키신 것인지도 모른다. 사회간호는 약간 거시적이고 고답적인 학문 영역이라는 인상을 준다. 하지만 선생님께서 단호하게 '간호의 본질'이라고 말씀하시듯이, "간호란 진정한 의미에서, 단지 학문 체계라기보다는 매일 (미시적인) 행위를 지지할 수 있는 기반이다"라고 강조하신다고 생각한다.

적은 누구인가를 잊으면 안 된다

나카니시 그런데 요즈음에는 꿈에 대한 이야기가 크게 유행하지 않습니까? 그런 걸 선생님은 어떻게 생각하시나요? "젊은이여 꿈을 가져라!"라든가 "당신의 꿈은 무엇입니까?"라든가, 뭐 그런 식으로 젊은이도 주부들도 꿈을 아주 좋아하잖아요? 어쩌면 그건 폐쇄적인 기분에서 벗어나고 싶다는, 그런 무의식적 충동과도 관계가 있는지도 모르지만, 결국 방법을 모르니까 '꿈'으로 표현하는 거겠죠?

● '꿈'에 대해 얘기하시니 문득 생각난 것이 하야시 치후유 선생님과의 대담(〈간호 관리〉 22권 10호 참조)입니다. "적은 누구인가를 잊으면 안 된다"[3]라는 직접적이고 강렬한 표현이 실렸지요. 이것은 바로, 발상의 방식이라는 면에서 '꿈'과는 반대에 있는 것이라고 생각합니다.

그러니까 막연히 뭔가를 동경하기보다, 현실적으로 의식이 집중하는, 즉 "내 적은 무엇인가?"를 생각하는 걸라나요. 그건 부정적으

---

3 이 말은 일본인적인 감각(특히 '화합하여 어쩌고' 하는)으로 보면 좀 과격할지도 모른다. 사실 나카니시 선생님에게는 적이 많은 것 같다. 남을 감싸지 못하는 선생님의 뾰족한 (본질적으로는 거짓이 아닌) 말 때문에 당신 스스로 적을 만들고, 또한 상대방으로부터도 적으로 간주되는 일도 많은 것으로 알고 있다. 그러나 선생님도 '충격요법'이라고 하셨듯이, 그런 건 결과와 효과의 일부에 지나지 않는다. 선생님의 의도는 처음부터 미온적이고 애매한 모습을 보인다든가 하지 않고, 예리하게 테두리와 경계를 엄격히 구별하자는, 결국 '적'과 '적이 아닌 것'을 자각적으로 대립시킴으로써 보다 본질적이고 생산적인 논의를 계속해야 한다는 것은 아닐까?

로 말하자면 부정적인 시각이겠지만, 제가 보기에는 선생님의 논리와 표현에는 그런 특징이 있어요. 그렇지 않냐고 하거나, 또는 '적'이라는 표현을 써서 반대로 "나의 적이 아닌 것, 혹은 긍정할 수 있는 것은 무엇인가?"라는 것을 생각하도록 뭔가가 강하게 압박하는 것 같습니다.

나카니시 음, 뭐, 충격요법 같은 거죠.

● 일반적으로 "당신의 꿈은 무엇입니까?" "어떤 이상을 품고 있나요?"라고 묻지 않습니까? 그런데 선생님은 "당신의 적은 누굽니까?"라고 말씀하셨죠. (웃음) 꿈이란 밥상 위에 매달린 굴비 같은 거잖아요. 하지만 적은 내 목에 들이대여진 칼 같은 거고요. 이런 본질적인 차이 때문에 큰 충격을 받았지요. 선생님의 이 말씀은 어디에서 나온 겁니까?

나카니시 기본적으로 간호사라는 건 제도의 산물과도 같아요. 관청의 관리자와 일본의 의사회가 의료 제도를 바꿔오다 보니, 간호사가 제도를 주체적으로 바꿨던 적은 한 번도 없어요. 그래서 제도가 바뀔 때마다 반드시 낡은 제도와 충돌하면서 사이에 불편이 생기지요. 그러한 불편을 흡수하는 받침이 되는 것이 간호사집단이에요. 그래서 제가 '적'이라고 표현한 것은 그렇듯 '어쩔 수 없는 구조'를

말해요. 그러니까 그런 걸 확실하게 보라고 강조하고 싶어요.[4]

● '적'이라는 게 적어도 의사는 아니네요. (웃음) 물론 선생님이 말
씀하시는 '적'이 그런 좁은 의미의 '적'은 아니겠지요. "구조에 얽매
어 있는 당신들의 적은 누구입니까?"라는 물음이겠지요. 그래서 저
도 개인적으로는 "당신의 꿈은 무엇입니까?"보다는 "당신의 적은
누구입니까?"가 활력을 불어넣는 것 같아서 더욱 기운이 나네요.

나카니시　그렇지만 지금은 마이크를 들고 거리에 나와 "당신의 꿈은
무엇입니까?"라고 묻는 캐스터가 있잖습니까? 그런 건 난센스지
요. 게다가 그런 인터뷰에 응하는 것은 일종의 유행이 된 것 같아
요. 운동선수 같은 사람들도 "내 꿈은 올림픽에 출전하는 겁니다"
라고 하잖아요. 이렇게 뭐든 꿈으로 연결하고 있어요. 뭐, '꿈'이라
하면 좋잖아요? 어떤 걸 꿈으로 정해놓으면 설사 그 꿈이 이루어
지지 않았더라도 그만큼 자기 자신에게 책임이 돌아오는 건 아니
니까요. 물론 자신의 목표를 달성하지 못했다면 "그건 당신의 노력
이 부족한 탓이다"라고 하겠지요. 하지만 그래서 꿈이란 그야말로

4　나카니시 선생님에게 '적'이란 것은, 실제로 존재하는 사람이 아닐지라도, "적은 내 안에
　있다"는 식의 자기내재화라고 할 수도 없다. 선생님에게 '적'이란 보이지 않는다는 것은 동
　일하면서 반대로 초월적으로 외재화된 '구조', 즉 간호와 간호사를 둘러싼 제도·정책·사
　회·문화, 나아가서는 국가 자체까지 포함하는 구조일 것이다. 그러므로 우리들에게는 진
　정한 적이 보이지 않는다. 그러면서도 '적'은 분명히 존재하기 때문에 특별히 파악하기가
　어렵고, 싸우기도 어려운 그 무엇도 아닌 것이다. 그래서 결코 잊으면 안 된다는 것이다.

책임 소재를 애매하게 해놓음으로써 자기 자신이 상처받지 않아도 되게 하는 겉치레에 불과한 게 아닐까 생각해요.[5]

● 꿈이라는 것은 책임을 회피하는 방법이랄까? 뭐, 그런 애매함을 갖고 있지요. 선생님이 자주 말씀하시는, 그러니까 "매우 들뜬 상태 같은 게 없는 간호사집단은 꿈을 꾸는 것과 같은 간호사집단이다" 라는 말로 표현할 수 있을 것 같아요.

나카니시　맞아요. 거기에 요시모토 다카아키 씨의 말을 빌리자면 간호사집단뿐 아니라 일본 사회 전체가 다 같이 환상을 보면서 산다는 거예요.

관리하는 상대방을 일하게 하는 방법

● 그러니까 "이상한 형식주의와 관리주의 같은 것이 만연하는 이

---

[5] 나카니시 선생님은 '꿈'을 비판하고 있다. 선생님은 '꿈', '두꺼운 화장', '모두 다 함께'처럼 무언가를 마구잡이로 일체화시켜 본연의 것을 없애거나, 또는 존재하지도 않던 것을 마치 본연의 것인양 하는 것을 거짓말과 기만 같은 것이라고 보기에 싫어하시는 것이다. 그런 짓을 할 마음이 있다면 일단 현실세계에서 제대로 상처도 받아보고, 책임도 지라는 것이다. 그러니까 그럴 수 있을 정도의 정직함과 현실에 대한 인식이 없다면, 현실에 기초한 주장을 하지 않을 것이라면 같은 장소에 머물면서 정말로 꿈을 이루는 상황 등에 영원히 도달할 수 없을 것이라고 선생님은 말씀하시는 것이다.

런 사회나 집단에서 무엇을 의식하면 좋을 것인가?"라는 것이죠? 선생님도 말씀을 하셨으니 드리는 말씀인데요, 지금 제가 대학에서 하는 건 아주 많은 양의 메일에 대한 답장이라든가 회의, 그리고 자료 만들기 거든요. 그래서 제대로 책을 쓰지 못할 지경이에요.

나카니시 가여우시네요. (웃음) 그러니까 세계 순위에서 일본의 대학의 질이 점점 내려가고 있어요. 저는 이를테면 대학에 의한 자기 점검이라든가 평가라는 것은요, 일본에서 이렇듯 대학의 질이 내려가는 현상을 보이는 한, 대학에서 연구하는 사람의 시간을 빼앗는 것 이외의 무엇도 아니라고 생각해요.[6]

● 대학 평가가 교육의 질이라든가 자기 관리에 대한 의식을 높이는 것은 분명하지요. 하지만 다른 한편으론 묘한 관료적 지배하에 교육집단을 밀어넣는 명분도 된다는 거죠.

나카니시 그건 대학기준협회가 너무 순순히 받아들여서일지도 몰라

---

6 대학의 인증평가라든가 자체적인 점검·평가는 대학의 교원이라면 몇 번인가 경험했을 것이다. 이러한 외부 기관에 의한 평가는 대학 스스로 자신들의 실태와 개선해야 할 과제를 알 수 있다는 장점이 있다. 하지만 한편으로는 이런 것들이 대학조직에서 지배적이고 관리적인 구조로서 존재·기능하는 것도 사실이다. 이는 대학이 완만하지만 확실하게 자율과 자치에 대해, 이윽고 학문의 자유에 대해서까지 스스로 깨닫는 결과로 이어진다. 그러고 보니, 지금까지와는 반대로 문부과학성(권력)이 대학을 인증평가로 관리하는 것이 더 나은 것은 아닌가 싶기도 하다.

요. 당초 대학기준협회는 문부과학성의 두뇌 같은 정도의 일들을 해왔습니다. 그렇지만 지금은 양상이 달라졌지요. 그런 일을 해도 이제는 종이 낭비라고 생각해요. (웃음) 결국 몰입하는 데 드는 노력과 비용, 거기에서 나오는 성과가 균형을 이루지 않잖아요. 비용 대비 효과가 정말로 불합리하다는 거죠.

● "우리는 무엇을 했는가"를 내세울 수 있다면 조직의 존재 가치를 증명할 수는 있지요. 그렇지만 그런 건 부질없는 일만 늘어나게 하고, 중요한 교육이라든가 연구는 차질을 빚도록 만드는 구속물에 불과하지요. 그런 면에서 굉장한 조작이 이루어지는 것 같습니다.

그러한 상황에서 살아남으려면 어떻게 해야 할까요? 높으신 분들은 다양한 걸 하거나 쌓아올리시죠. 그런데 티끌 모아 태산이라지만, 산이 되기는커녕 얼마 안 가 장벽이 되어버려요. (웃음) 그런 부질없는 게 우리의 현실이랄까….

나카니시 제가 해석하기로는 말이죠, 문부과학성이 교과서 검정을 하잖아요? 다만 서점(출판사)의 말에 의하면, 과거에 비하면 정정할 곳을 찾기가 제법 수월하데요. 그래서 시간이 나는 만큼, 자신들을 너무 소모시키지 않으면서, 오히려 관리하는 상대를 소모시키는 방법으로 대학마다 자체 점검이나 평가 방법을 고안하고 있다더군요.[7]

 관료는 일을 만들어내지 않으면 자신을 망치니까요.

나카니시 그래요. 맞아요, 그런 건 교육이 국가 전체를 위한 것이기에 중요하지요. 그런데요, 대학의 학장을 역임했던 I라는 선생님이 의사인데요, 대학마다 자체 점검이라든가 평가를 하는 데 분노하여 이렇게 말씀하시더라고요. "똥 싸고 궁둥이 닦는 방법까지 전적으로 가르치려고 한단 말이야!"라고요. (웃음) 결국 다시 그대로예요. 그냥 두면 좋겠어요. 하지만 저는요, 대학에서 하는 교육이라는 것도 보잘 것 없다고 생각합니다. 그러니까 모처럼 얻은 대학의 자치라는 걸 어딘가에 내팽개치고 있는 셈이지요.[8]

제가 미국에서 돌아왔을 때, 어느 대학에서는 학부의 내분으로 인사 관리가 엉망이 되었던 모양이에요. 그래서 4명의 교수 자리가

---

7 대학인증평가 등에 대한 나카니시 선생님의 생각은 관료주의의 생존문제라든가 이른바 '밥그릇 싸움'이라는 현실주의와 연결될 것이다. 더구나 지배하는 측(관료)은 지배하는 대상(대학)을 이리저리 피곤하게 만들 필요가 있다는, 마치 전국시대에나 사용되었을 전술 같은 것을 해야 할 일인 양 말하고 있다. 그렇더라도 상대를 난처하게 하면서까지 지배하려는, 혹은 그렇게까지 하면서 꼭 지키고 싶은 것은 무엇일까?

8 나카니시 선생님은 항상 간호학이 다른 학문(특히 의학)에 비해 거의 대접도 받지 못하던 시절부터 오늘날과 같은 대접을 받게 되기까지의 고난에 대해 이야기하신다. 그렇지만 오늘날에는 그렇게 획득해왔을 '자치'라든가 '학문의 자유'를 잃고 있다는 사실을 의식하기조차 어렵다.

다만 대학에 자치라든가 학문의 자유가 있더라도, 일본 대학들의 역사를 보면 한순간의 대학 분쟁과 그 후에 이루어진 대학 비즈니스화에 의해 그런 점들이 급속히 약화되어온 것도 사실이 아닐까? 그런 와중에 "질서를 잡는다"든지 "규범을 세운다" 같은 체제 유지를 위한 보수적인 분위기마저 자라나다 보니, 선생님께서 말씀하시는 '서구적인 양자택일(《방법으로서의 간호 과정》 중 78항)'이 정착할 여지는 없었다. 그래서일까? '모두 함께'가 강요되는 세상이 되어버린 것 같다는 선생님의 말씀이 들리는 것 같다.

계속 비어있었나봐요. 요컨대 자치를 할 수 있는 능력이 없다는 것이 티가 나지 않습니까? 그런 것을 문부과학성이 잘 보고 있어요.

● 그런 점이 이용된다는 겁니까? 하지만 이용되더라도, 대학 측이 그것을 극복하지 않는 것도, 어찌 보면 한심하군요.

나카니시 한심하지요. 그러니까 어떤 당의 내분과 같은 자멸의 길을 밟게 되는 거죠. 그래서 저는 "이 정도의 압박이 온다는 것은 대학 교육이 상당히 무시당하고 있다는 증거다"라고 생각하게 됐어요.

● 무시를 당하기 전에 거기에 존재하고나 있을라나요? (웃음) 존재감 자체가 없는 것은 아닌지 싶네요.

거침없이 말할 뿐

● 그나저나 선생님은 말이죠, 다양한 분야에서 분투하셨고, 싫어하시는 것도 많으시죠. 그래도 끈질기게 이어지는 간호의 주류를 돌파해오셨다는 점 때문에 보통사람은 아니시구나 싶어요. (웃음) 그 노하우를 좀 알려주세요.

나카니시 아니, 더 거침없이 말할 뿐이에요.[9]

● 그 결과, 선생님께서는 다양한 갈등을 겪으면서 지치셨고, 그래서 더 이상 그런 일은 하고 싶지 않다고 말씀하시죠. 하지만 그래도 포기하지 않고 그런 걸 해오셨잖아요. 그래서 제가 엄청 존경하는 겁니다.

나카니시 나름대로 산전수전 다 겪었어요.

● 선생님은 대학에서도 중요한 임무를 맡고 계시죠. 그리고 다양한 문제에 대응하려고 여러 가지 기술을 갖추셨다고 생각하거든요. 선생님은 중요한 부분에 대해 결코 거짓말을 하지는 않으셨고, 피할 수 없는 부분에 대해서 거짓말로 얼버무리시는 경우도 없었지요. 그것만으로도 저는 선생님을 믿을 수 있었고, 실망한 적도 없습니다. 말하자면 그것이 선생님에게서 배운 제일 중요한 점입니다.[10]

---

9 항상 솔직하게 직설적으로 말씀하시는 나카니시 선생님의 화용론話用論은 치밀한 언어적 의미와 구성을 가지고 있다. 그 표현형은 반드시 원래의 구성을 따른 것은 아니다. 단숨에 본질적인 것으로 다가가면서 표현하려고 하기에, 가끔 매우 과격하고 상식을 깨는 이야기가 된다. 그러므로 "서슴없이 표현한다"고 했다.

10 나카니시 선생님께는 '거짓'이라는 단어가 말 그대로 핵심 키워드라고 할 수 있지 않을까? 나 자신도 선생님과 함께 무수히 많은 회의에 참석하면서 선생님이 최종적으로 판단하여 발표하신 내용이 훗날 수정되거나 뒤집히거나 무시되거나 한 경우를 거의 보지 못했다. 더구나 그 내용 중에는 어휘나 말투의 수준이 까다롭기까지 한 것도 많았다.
물론 지도자의 발표 내용이라면 당연히 그래야 한다고 생각할지도 모른다. 하지만 이렇듯 사실, 제가 학교에서 배운 건 시덥잖은 것들뿐이라고 생각합니다. 그보다 일대일로, 그러니까 개인에게서 개인적으로 넘겨받은 것이 큽니다. 그런 의미에서 제게는 선생님이 한 손의 손가락 마디 정도에 불과하시더라도 제 자신의 핵심 그 자체라고 생각합니다. 교육이라는 것은 역시 '대량생산'이라는 개념을 도입하기가 좀처럼 쉽지 않지요?

나카니시　그래요, 교육은 너무 앞서 나가려고 하지 않는 편이 좋아요. 그러니까 절도가 필요하다는 뜻이에요. 이왕 하는 말인데, 간호 교육은 무절제하게 이것저것 다 해야 한다면서 일만 벌이고, 그러면서 나머지는 아무도 돌보지 않았어요. 물론 그런 일은 실천할 수도 없었고요. 그런데도 실천하지 못하는 것을 가슴 아파하는 간호사가 있는 것도 아니에요.[11]

고지식한 언행일치(거짓을 말하지 않는 것)는 사실 아주 쉬운 일은 아니다. 그런데 선생님은 그런 의식을 바위처럼 단단하게 갖추고 있다. 이는 결국 그것 자체가 선생님에게는 상당히 무거운, 그 자신의 삶의 핵심이라서가 아닌가 생각하게 된다.

11　주석 10과 관련하여 개인적인 규범인 '거짓말을 하지 않는 것'이 간호교육을 실천하는 현장에서도 가능한지를 나카니시 선생님은 묻고 있는 것이다. 그러니까 선생님은 간호교육의 현장에서 마치 부도수표를 남발하듯이 가르치거나 학생들을 방기하는 것도 '거짓'이라고 표현하신 것이다.

간호사를 누가 비판할 것인가!?

나카니시 저는 간호교육이 좀 더 비판을 견딜 수 있어야 한다고 생각해요. 그렇지만 간호사는 비판이라는 것에 대한 면역력이 없어서, 금방 무너지니까, 조심해서 말하지 않으면 안 되지요.

전문가가 사회에서 비판받는 건 숙명이예요. 뉴욕에서 본 일인데요, 뉴욕 시의 병원이 간호사 부족으로 어쩔 수 없는 지경에 이르렀는데, 〈뉴욕타임스〉지에 관련 평론이 실렸어요. 아니 세상에, 뉴욕 시의 간호사협회의 간부를 비판하더라고요. 그런데 너무 직설적이었다고 할까요? 심했습니다, 그러니까 상황이 어떻게 돌아가는지를 간과했던 간호사들에게 사태가 이 지경까지 와버린 책임이 있다는 식이었어요. 특히 간호사협회의 지도자가 앞을 보는 눈이 전혀 없었다고 하더라고요.

그 기사를 봤을 때 저는 "여기 간호사들은 사람 대접을 제대로 받고 있구나"라고 느꼈어요. 그 이유는 뉴욕 시 간호사협회란 미국에서도 가장 급진적이고 행동적이라고 알려졌기 때문입니다.

그에 비해 일본의 간호협회는 아직 비호를 받잖아요. 간호사 자신이 나쁘다든가 비판하는 평론이라니, 잡지는 고사하고 대중매체에도 전혀 나오지 않아요.[12]

● 간호사는 아직 모종의 피해자들일 뿐이죠. 만성적인 인력 부족

과 가혹한 노동에 노출되어있는 사회적 약자이고 구제 대상이지요. 그런 상황이니 간호나 간호사를 어엿한 한 사람으로, 그러니까 비판의 대상으로 대할 생각은 못하는 거죠.

나카니시 가끔이나마 비판의 대상이 되는 것은 일본 의사회에 관한 것일 뿐이죠. 그런데 그런 건 비판이라기보다 단지 경쟁심과 이익을 유도하기 위한 갈등에 불과해요.

● '비판을 받지 않는 간호사'는 간호 분야라는 닫힌 세계에서 상승하려는 욕구는 강하지만, 스스로를 상대화하거나 대상화하여 비판하는 능력은 상당히 부족한 사람이라고 봐요.

나카니시 그러면 그것에 대해 이야기해볼까요?

● 정말 그러한 비판을 할 줄 아는 능력은 학문적인 능력일 겁니다. 그런데 너무 부족해요. 선생님이 늘 말씀하시는 그건 학문이 아니라 단지 유형화에 지나지 않고, 자율적으로 성장해나가는 계기도 되지 않잖아요.

나카니시 맞아요. 그건 매우 불행한 일이지요. 그렇지만 그마저도 간호협회가 스스로 움직이지 않으면 이루어질 수 없어요. '자신들'

이라는 것은 우선 간호협회를 말하는 것이겠지만, 여기에는 간호
조무사도 포함하기 때문에 어려울지도 모르겠어요.

● 구체적으로는 간호교육에 자기의 상대적이거나 비판적인 논점
을 어떠한 형태로든 만들어넣을 수 있도록 해나가야 한다든가….

나카니시 거기서 다시 교육 쪽으로 가버리는 건가요? 아니에요, 저
는 그런 게 굉장한 모험이라고 생각해요. 그러니까 자신들이 실천
하지 않는 것을 누가 가르칠 수 있나요?[13] 자신들이 모델이 되어준
다면, 그걸 볼 수 있는 눈을 가진 학생은 알아서 뒤따라온다는 거
죠. 교육이 그냥 억지로 끌고 가다니요! 차라리 아무 말도 하지 않
는 게 좋겠어요.[14] 오히려 어느 잡지의 특집으로 그런 걸 다루면 어
떨까요? "누가 감히 간호사를 비판하는가?" 같은 걸로요.[15]

13, 14 이것도 기본적으로는 앞서 이야기한 '거짓'에 관한 이야기와 이어지고 있다. 즉, "자신
도 못하는 것을 어떻게 가르칠 수 있는가?"라는 매우 단순한 교육적 명언이다. 그러나 이
것을 엄밀하게 적용하면 많은 교원들이 학생들에게 거짓을 가르치고 있다는 비판을 면하
기가 어렵다.
단, 여기서의 문맥은 약간 다르다. 주석 14에서 밝힌 것처럼 교원이 모델이 되어준다면 학
생들도 그런 교원을 따라갈 것이기 때문이다. 즉, "처음부터 자신도 못하는 것(거짓)을 가
르치기보다, 자기 자신도 거짓 없이 배울 수 있는 것을 가르치면 좋지 않겠는가"라는 의미
다. 예를 들어 '전문 지식을 갖고 있는 것'과 '그것을 실천함'이라는 식의 언행일치는 무리
더라도, 교원은 기를 쓰며 발돋움하지 않고 있는 그대로의 모습을 솔직하게 학생들을 비롯
한 모두에게 보이는 것이 좋다는 것이다.

12, 15 전문직도, 그런 사람들을 육성하는 간호교육도 세금이 들어간다. 그렇다면 그들은 사
회를 위해 무엇을 할 수 있는가? 자신이 받은 것을 사회에 돌려줄 수 있을까? 이런 생각이
중요하다고, 아울러 그런 것을 했는지 안 했는지를 비판까지 하는 존재를, 나카니시 선생

● “자신도 못하는 걸 어떻게 남에게 가르칠 수 있겠는가?”라는 말씀이네요. 선생님은 그런 윤리·도덕이나 정직함에는 엄격하시네요. 그래도 다들 그럴 듯하게 “교육이란 무엇인가?” 하면서 잘만 가르치잖습니까? 어려워요. 저는 잘 모르겠습니다.

나카니시 잘 모르지만 재밌죠?

● 잘 모르는 점이 재밌더라고요. 게다가 선생님은 이해하기 어렵게 말씀하시기 때문에…. 다만 교육 방식이라는 것은 학생의 자기 학습 능력 같은 생각만 추구하는 것은 아니고, 다양한 것을 받아들이는 무엇인가가 아니겠습니까. 그러니까 교육은 적어도 방향을 직선적으로 잡아버리는 것은 아니지요.

나카니시 물론 그렇지요. 대중을 대상으로 하는 ‘교육’이라는 활동은 그다지 신용할 수 없어요.

● 그렇지만 그런 것에 대해 서로 진지하게 이야기하지는 않았지요. 그래서 결국 “교육이란 도대체 무엇을 하는 것인가?”를 전혀 모

님은 미국에 있을 때 봤던 사례로 설명하고 있다. 한편, 일본 간호협회가 사회와 대중으로부터 집중적인 공격을 받았다는 등과 같은 모질고도 자랑스러운 이야기를 들은 적은 거의 없다고 선생님은 비판하신다.

르게 되어버렸어요. 그런 의미에서 선생님의 말씀은 아주 중요하다고 생각합니다.

나카니시   우리들, 예를 들면 간호학계 대학협의회의 이사회에서는 그런 이야기가 자주 나와요. 그렇지만 결국 동료들 가운데서 화제가 되는 걸로 그친다는 거죠. 그래서 직접적인 행동으로 이어지기가 어려운 거예요. 역시 비판이라는 것은 외부에서 들어오는 것이 건전하잖아요. 내부에서 비판이 일어난다면 그것 때문에 내부가 붕괴되어버리니까요. 그 점이 어려운 부분이라고 생각합니다.[16]

● 그러니 "지금 나의 적은 누구인가?"라고 스스로에게 묻는 건 매우 필요한 거군요.

나카니시   혹은 간호교육 분야의 자체 점검과 평가 등의 일환으로서 좀 얇은 막 같은 걸 씌우고, 내용적으로는 본질적인 비판이 쏙 들어오도록 만드는 것도 좋은 방법일 것 같아요.

● 하긴, 그건 잘못되도 문부과학성이 시킨 일도 아니니까요. (웃음)

나카니시   문부과학성이 그런 걸 시킬 이유가 없지 않아요?

● 그러니 잡지라면 별로 꾸미지 않으면서도 할 수 있을 것 같아요. 실제로 간호교육에 대한 연재도 했고요.

나카니시   그러네요. 역시 저널리즘이 움직이는 게 중요해요.[17]

● 이걸 계기로요? 그렇지만 연재에 대한 반향이 거의 없어요.

나카니시   그것도 나름대로 반향이잖아요? 내 주장이 얼마나 외딴섬처럼 대접받고 있는지, 그런 것을 잘 살펴보는 겁니다. 물론 그런 게 바로 저널리즘 아니겠어요. 아시지요?

● 아니요, 선생님. 전혀 몰라요. (웃음)

16, 17   이것은 주석 12와 15의 '간호에 대한 사회의 비판'과 중복된다. 간호학 자신에 대한 간호학계 자체의 비판이 어렵다는 점과, 외부나 저널리즘의 비판의 유효성을 말하고 있는 것이다. 다만 나카니시 선생님의 말씀은, "비판에는 적어도 현상을 대상화하여 보는 것, 이를 위한 잣대, 즉 기준이나 이념, 그리고 많은 사람들이 그러한 비판의 결과를 납득할 수 있게 해줄 이념적 구조가 준비되어야 한다"는 것이다.

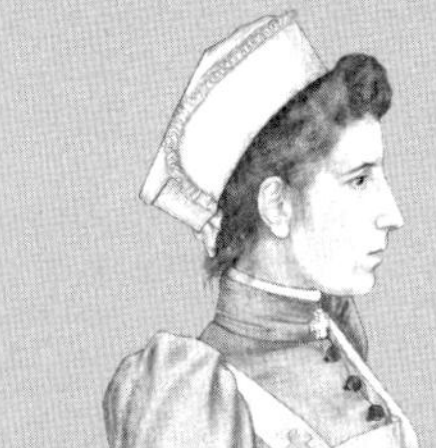

NO라고 말하는 간호사

제10장

간호부장에게 운동화와 권투장갑을?

요즘 학생들에게는 배짱이 없다

나카니시 　요즘 학생들은 지성은 어느 정도 발달했지만 배짱이 없어요. 저는 간호학교학생일 때부터 의사를 밤중에 불러내서 "당신이 무례하게 말했으니까 사과하세요!"라고 해서 사과를 받았어요. (웃음) 자정에 탁구실로 오라고 불러내기도 했고요.[1]

1 　"남자는 배짱이고, 여자는 애교다"라는 말이 있는데, 나카니시 선생님에게는 물론 맞지 않는다. 선생님을 볼 때마다 어디에서 저런 용기가 나올까 궁금했다. 하지만 실제로 만나보면 조금도 강경하지 않고, 오히려 재밌다고 생각한 적이 많다. 선생님의 배짱이란 사실 애교와 함께 존재하는지도 모르겠다.

● 그건 무슨 말씀입니까?

나카니시　제가 당번이어서 수업을 맡은 강사인 의사에게 오후의 수업은 내과학內科學이니 부탁한다고 말하러 갔어요. 그런데 의사가 방에 있는 것 같은데, 전혀 대답을 하지 않는 거예요. 문에 귀를 대고 들으니 비가 좍좍 내리는 것 같은 소리가 나는 거예요. 나중에 생각하니 그건 마작 패를 섞는 소리였어요. (웃음)

　그래서 다른 당번인 학생과 함께 실례한다고 말하면서 노크를 하고 방문을 열었습니다. 그랬더니 의사는 거기에 있으면서 "알고 있어! 시끄러워!"라고 했지요. 정말 화가 나더군요.

● 학생 신분으로 말입니까?

나카니시　지금도 잘했다고 생각하는데요. 역시 상대가 너무 무례하다고 생각했어요. 좀 더 솔직하게 말하면 도덕적으로 용서할 수 없었어요. 그래서 불러서 무례하다고 말했어요. 그랬더니 상대도 내가 어떻게 하면 좋겠냐고 하더군요. 그래서 사과하라고 했고, 사과를 받아낸 거죠. 그 대신 이번에 자신이 있는 진료과에 실습을 오면 실컷 괴롭힐 거라고 협박을 하더군요. 그런데 막상 그 과에 실습하러 갔을 때는 마치 신주 모시듯이 하더라고요. (웃음)

　그것에 맛 들인 건 아니지만, 또 내가 신입일 때 수술실에서 기계를 옮기고 있을 때였어요. 모 대학에서 온 외과부장이 기계를 빼고 있던 내게 계속 뭐라는 거예요. 그래서 그 기계를 그 의사 쪽으로 휙 돌려서 "그렇게 불만이 있으시면 직접 해보시죠!"라고 했어요. (웃음)

● 선생님의 무용담을 듣기 시작하면 끝이 없을 것 같네요.

나카니시   그런 일이 너무 많았어요. 그렇게 대범한 시절이었어요.

● 요즘에는 그런 일이 전혀 없지요. 학생은 물론 교원들도요. 선생님한테 말할 배짱이 없기 때문에요.

나카니시   교원들은 굽실굽실, 머리를 조아리지요.

나는 당신들 편이기 때문이다

나카니시   내가 어느 병원에 처음 학생을 데리고 실습 지도를 하러 갔을 때 처음으로 한 일이 말이죠, 거기 간호과장과의 싸움이었어요. "나는 너희들의 편이다"[2]라고 말한 이상, 상대가 우리 학생에게 너무 불리한 일을 시키면 가로막아야 하니까요.

● 마치 "자신들의 권리도 말하지 못하는 사람들이 어떻게 환자를 변호한단 말인가! 말도 안 된다!"는 개념의 실천이네요.

나카니시 그래요. 변호한 거예요. 그래서 학생들은 나를 교수라고 생각하지 않아요. 친구라고 생각하지요.[3] (웃음)

● 역시 현장은 그다지 협력적이지 않았던 겁니까?

나카니시 그건 협력하고 안 하고의 차원이 아니라, '지도와 학습'이라는 활동에 관한 기본적 인식의 문제예요.

첫 싸움 상대는 어느 시의 간호협회장까지 한 사람이었어요. 상당히 고자세였죠. "당신들이 그런 태도로 임한다면 당신들이 실습할 수 있도록 해주지 않겠습니다"라고 하더라고요. 그래서 "그건 다릅니다. 당신에게는 학생이 실습을 하도록 해주거나 못하게 할 권한이 없습니다!"라고 말했어요. 초장부터 학생들 앞에서 격렬했지요.[4]

2, 3 '아군'의 반대는 '적'이다. 나카니시 선생님은 당신이 학생들의 아군이라고 선언했기 때문에 병원 측을 적으로 간주해서라도 학생들을 지킨다. 단편적인 생각일지도 모르지만, 아마 그 정도가 아니라면 학생 편이라고 할 수 없다. 왜냐하면 교원이라면 누구나 실습을 계속해야 하기 때문에 병원과의 관계 유지가 무엇보다 중요하다고 생각하기 때문이다. 주석 3은 충분히 "학생의 편이라면 학생의 친구도 된다"는 이야기지만, 다른 한편으로는 '변호해주는 사람'이라고 한다면 어디까지나 학생들의 친구가 아니라 '문제의식을 가진 동지'라는 의미다.

● 일반적으로는 학생들이 보는 앞임을 고려하면 주저하기 마련입니다. 그런데 선생님의 그것 자체가 교육적인 면도 있네요.

나카니시 의사 이야기라면 더 있어요. 학생이 굉장히 좋은 이야기를 했거든요. "선생님, 의사가 환자를 물건처럼 취급하더라고요. 치료하는 사람 답지 않았어요! 이 분노를 계속 기억하겠어요!"라고요. 그래서 저는 숫제 화를 내라고 했어요. 화날 일을 이상하게 억누르면서 아무 일도 없는 것처럼 행동하는 것은, 학생들의 나이를 고려할 때 건강에 나쁘니까요.

그랬더니 그 학생이 신경이 쓰여서 저녁 7시인가 8시인가에 병원의 도서관에서 그 의사를 붙들고 정말 1시간이나 논의를 했대요. 하지만 어떻게 해도 최종적으로는 학생이 꺾이게 되죠. 그래서 그 학생은 참을 수 없어서 이번에는 회의 주제로 삼았대요. '의사의 치료 태도에 대한'이란 제목으로요.

그 회의의 사회를 맡은 학생이 지금 후생노동성에 있어요. 그녀는 그때 1학년이었는데, 매우 당돌했죠. 그리고 사회를 훌륭하게 봤어요. 마침 프레젠테이션을 하던 학생이 주제 선택 등에 대해서

---

4 학생들 앞에서 격렬하게 토론하는 것이야말로 가장 솔직하고, 또한 학생들로서는 이해하기 쉬운 교육을 받을 기회 그 자체가 아닐까? 단지 단순하게 '눈앞에서'라는 의미 이상으로 거의 동료나 그 이상인 상대에 대해 이의와 반대를 드러내는 상황은 좀처럼 경험하기 어려운 것이다. 그러나 나카니시 선생님은 그런 것을 실제로 하고 있고, 또한 그런 것이 벌어져도 괜찮다는 강한 교육적 메시지를 이로써 보내고 있다.

말을 끝마쳤을 때, 콘퍼런스룸의 문이 활짝 열리고 해당 의사가 들어왔어요. 그랬더니 학생들이 모두 목을 움츠리고 아래를 보며 웃는 거예요. 저는 반대편에 있었기에 누가 들어왔는지를 못 봤지요. 다만 학생들의 태도를 보고, 누가 들어왔는지 짐작할 수 있었어요.

그 학생이 난처해하는 표정을 짓길래 저는 계속하자고 말했어요. 그랬더니 그 학생은 굉장한 용기를 얻은 것 같이 "○○ 의사선생님은…"라고 계속 발표했지요. 그것이 30분 넘게 걸렸나? 그 발표는 1막과 2막으로 이루어졌어요. 온몸에 암이 퍼져 괴로워하던 환자의 상태에 대해 보고한 다음, 주치의가 그 환자를 얼마나 물건 취급했는지에 대한 학생의 관찰보고가 계속됐어요. 그래서 그 의사는 꼼짝할 수 없게 됐지요.

● 그러니까 선생님이 그 학생을 그렇게 자극한 건가요?

나카니시　자극했지요. 당연히 간호만 따로 가르치는 건 의미가 없잖아요?

● "제도라든가 의료인 자체를 대상화하여 다양하게 생각해보세요. 그렇게 생각하셔도 좋아요" 같은 사고방식이었군요.

나카니시　그래서 다른 교원들은 학생들이 말하는 것을 듣고 있노라

면 "나카니시 선생이 말하는 같아요"라고 해요.[5] (웃음)

● 역시 그렇겠지요. 저 자신도 반쯤은 그렇게 해왔으니까요. 나카니시 선생님에게는 그런 영향력이 있어요. 하지만 요즘 학생과 교원은 현실에 대한 비판적인 시각이나 생각을 표명하면서 실습을 하는 것이 좋다고는 생각하지 않습니다.

나카니시 그런 건 대중 교육에는 기대할 수 없어요. 뭐랄까, 그건 '나카니시 개인의 감각'에 가까우니까요. 그렇지만 그건 전해지는 법이에요.[6]

그런데 아까 사회 보던 학생의 프레젠테이션으로 그 의사에 대한 고발이 일단락됐을 때 말이지요, 그 학생이 또 뭐라고 했는가 하면 "네 알겠습니다. 그러면 당사자인 ○○ 선생님이 마침 이 자리에 계시니까 본인의 의견도 들어보고 싶습니다만, 여러분은 어떠십니까?"라고 했어요. 참 뛰어났지요.

5, 6   주석 5에서의 학생의 행동은 상당 부분 각인적인 것이다. 그 학생은 나카니시 선생님을 보거나 선생님의 말씀을 들은 결과, 선생님께서 강력하게 주장하시는 말씀과 어조가 왠지 머릿속에 박혀서 잊혀지지가 않는 것이다. 그 영향력의 크기는 무엇보다 선생님의 교육적인 힘 그 자체의 크기라고 생각한다. 선생님의 말씀은 그 내용과 함께 그 경구적 문장도 대단하다.
주석 6에서 말한 것 같이 그건 단순한 문장 조합이라는 행위의 장점이 아니다. 선생님이 오랫동안 교육·연구 분야에서 악전고투하면서 쌓아온 혜안과 지혜 중 다수가 독특한 언어적 감각(문장 = 본질적 = 충격 = 일종의 독)이 되면서 화학 반응을 일으키고, 그것이 열정과 함께 나오는 것이다. 아울러 그것은 무엇인가를 쉽게 알았다고 착각하는 것 같은 순간의 경험 같은 것이다.

● 당연히 선생님이 주입한 결과네요.

나카니시 그 학생이 저보다 낫다고 생각해요. (웃음) 의사인 그는 언제 해명할 수 있을까 하면서 기회를 기다리고 있었으니까요. 그래서 시간이 주어진다면 자신도 제대로 설명했을 것이라는 둥, 부족한 부분이 있었다는 둥 이야기를 하더라고요. 의사가 학생이 시사하는 대로 이야기를 한 거예요.

교육이란 감각이다

나카니시 이렇게 또 1명을 감염시켜 나카니시파를 만들었다고 생각했지만, 곧 그 의사가 T대학으로 가버렸기 때문에 수포로 돌아갔죠. (웃음) 좀처럼 쉽게 전승되지 않아요.

● 그러니까 선생님은 언제나 제게 "교육을 그렇게까지 넓힌다든가, 교육에 그렇게 보편적인 것을 추구하는 건 소용없다"고 말씀하시네요.

나카니시 그건 상대를 보지 않으면 할 수 없는 일이에요.[7]

● 교육에는 대중노선적이라든가 보편적인 부분은 있지만, 결국 어떻게 사람에게서 사람에게로, 개인에게서 개인에게로 바통을 전할 수 있을까가 사실은 제일 중요하죠.

나카니시 물론 그렇죠. 그러니까 제가 말씀드린 그건 노하우적인 지식을 전달함으로써 끝나는 게 아니에요. 이른바 '감각'을 전하는 거지요.[8]

● 선생님의 경험을 기반으로 그렇게 감각적인 형태로 말씀하시면, 납득하는 사람도 많으리라고 봅니다만….

나카니시 많이 모방하긴 하는데, 다치니까.[9]

● 저도 이미 많이 다쳤어요.

나카니시 그러니까요. 안정되지 않았으니까요.[10]

7, 8　나카니시 선생님이 말씀하시는 '상대를 봐야 하는 교육'이란 일종의 '마스터와 도제의 관계'처럼 가깝고 밀도가 높은 상태에서 전개되는 교육이고 전달이다. 주석 8에도 나왔듯이 그건 단순한 노하우의 전달이 아니라 인간 자체를 전달하는 행위라고 할 수 있을지도 모르겠다. 그러니까 사람에게 깃들어있는 감각(센스)을 전달하는 행위인 것이다. 그것이 이루어지면 마치 자신의 어느 부분이 상대의 일부가 되는 것 같은 느낌마저 들게 된다고 선생님은 말씀하신 것이다.

9, 10　'마스터와 도제의 관계'라는 제도적 교육의 결과 자신이 마치 "아오, 나도 스승님이(스승님처럼) 된 것 같아!" 같은 착각을 한순간이라도 한 학생은 난처해질 수 있다. 그러니까

● 저도 그런 점은 논점이라고 생각하고 있었어요. 그런 건 그러니까 '정직함'이라고 할까? 선생님 나름의 행동규범 같은 것을 가지고서 행동하면 조직 속에서는 아마 좀처럼 살아가기 힘들다는 문제가 있지요. 그런 문제를 선생님은 어떻게 처리하십니까?

나카니시   저는요, 간호학교에 들어갔을 때, '병원에서의 휴머니즘에 대해'[11]라는 일기를 30장가량 썼어요. 이미 어디론가 사라졌지만, 그러니까 "휴머니즘이 이토록 무시당하는 세계는 없다는 것을 나는 경험으로 깨달았다. 이제 기진맥진하다"는 내용이었죠. 그렇게 쓰고 나면 제 안에서는 해결됐어요.

● 그리고 보니 예전에 도쿄 대학 전공투全共闘('전학공투회의' 혹은 '전국학생공동투쟁회의'를 말한다. 이는 1960년대 말엽 일본의 운동권 대학생들이 일본공산당을 보수주의 정당으로 규정하고 도쿄 대학을 중심으로 시작한 새로운 학생운동이다._옮긴이 주)였던 사람들이 쓴 책의 서

술이라도 마신 것 같은 상태에 빠지면서 현실 검증 능력이 떨어지고, 그로 인해 주위와의 갈등에 따른 상처·피해를 볼 가능성이 높아지기 때문이다. 그래서 나카니시 선생님은 "그건 어디까지나 안정되지 않았기 때문이다. 겉치레에 취해서는 안 된다!"고 가차 없는 지적을 하시는 것이다.

11 나카니시 선생님이 간호학교학생이 된 지 얼마 뒤에 벌써 이런 것을 썼다는 것 자체가 매우 놀랍다. 현장의 의료진도 특별한 일이 없는 한 병원에서의 휴머니즘(더구나 비판) 등에 대해서는 생각하지 않을 것이다. 그렇다면 선생님이 그런 시도를 하게 된 동기가 무엇일까 궁금해지지만, 일단 선생님이 당시에 받은 간호교육 덕분인 것은 아니라는 사실은 짐작할 수 있다.

평을 써주느라 그 책을 읽으면서 꽤 충격을 받았습니다. 그런 운동
에 참여한 사람들의 글은 재밌어요. 좀 확고하다고나 할까? 문장
속에 삶 자체 같은 것이 깊이 녹아들어있고, 왠지 나카니시 선생님
같은 점도 보이거든요.

나카니시 완고하다는 느낌일까요?

● 그런 느낌입니다. 그러니까 전 도쿄 대학 총장인 가토 이치로
씨가 수십 년 후 학생운동기념집회에…, 휠체어를 타고 나왔대요.
그 사실을 알게 된 그 책의 저자는, "우리들은 가토 이치로가 온다
는 사실을 알았다면, 기념집회 같은 데 절대 안 간다. 그놈이 한 일
을 생각하면 절대 있을 수 없는 일이다"라고 썼어요. 그러니까 아
직도 '적'인 거죠.

　그 대목에서 저는 짐작이 가는 거예요. 선생님이 "나의 적은 누
구인가를 잊어서는 안 된다"고 하신 말씀을요. 그런 세대의 인간관
계에는 '적'이라는 의식이 확실히 있더라고요. 하지만 요즘 시대의
인간관계에서는 그런 힘든, 자신과 타인을 소원하게 해서, 그것을
'적'으로 칭하는 것 같은 방식은 거의 없고, 그러한 '적'을 만들지
않으려는 시대가 됐지요.

나카니시 요즘에는 자신의 입장이나 주장을 확실히 하는 게 현명하

진 않지요. 하지만 당시의 제게는 사실 해야 할 일이 있었어요. 내가 다니던 병원에서의 휴머니즘 관련 행위 같은 거 말이지요.[12]

● 그렇게 내 적이 누구인가를 구별하고, 그것으로 인간관계를 만드는 것은 의미가 없다고 생각합니다. 하지만 한편으로 그런 구별을 잃어버리면 결국 아무것도 보이지 않게 될 가능성도 있겠네요.

지키고 싶은 것이 자신 안에 있다

나카니시 그렇다기보다는, 지키고 싶은 게 자신 안에 있으니까요.[13]

● 저는 "적이 누구인가를 잊으면 안 된다"는 말씀은 상당히 격하

12, 13 여기서 표현상 '없애야 할 대상'이라는 것은 '적'을 말한다. '노No'라고 말하는, 상당히 당돌한 간호사나 학생은 적을 자신과는 이질적인 것으로 인식하거나, 심지어 '휴머니즘의 적'이라고까지 표현한다. 더구나 그러한 휴머니즘은 요즘 어디서나 외치는 '환자 중심'이나 '환자의 권리 옹호' 같은 현대적 의미의 휴머니즘과는 다르다. 그러한 휴머니즘은 가부장주의가 전성기를 누리던 옛날 옛적의 것일 뿐이다. 가부장주의가 팽배하던 예전에는 분명히 적이 있고 투쟁이 있었던 게 틀림없지만, 지금은 상황이 많이 다르다. 주석 12와 같이 '없애야 할 대상'이라고 말을 하는 사람은 의아하다는 눈으로 보기에, 그러한 휴머니즘을 주장하는 사람은 순식간에 소수파로 몰릴 것이다. 왜일까? 적이 없어지고 싸움은 거의 끝났기 때문일까? 아니, 그렇지 않다.
어쩌면 나카니시 선생님이 주석 13에서 말씀하신 '지켜야 할 것'이 더 이상 존재하지 않고, 그러한 의식조차 희박하기 때문은 아닌가 생각한다. 이제 우리에게는 확실한 적이 존재하지 않기에 우리들이 지켜야 할 것은 물론 꿈조차 없어졌다고 말할 수 있지 않을까?

지만, 인간이 어떤 존재인가를 판단하면서 취사선택하고 살아야 한다는 걸 생각하면, 비현실적인 말이라는 생각은 전혀 안 합니다. 그야말로 현실적인 주장이 아닌가요?

나카니시　그렇지요. 그런 건 병원이라는 매우 복잡한 구조 안에서는 의미가 있어요. 일반적인 관공서나 회사라면 바로 이항대립이 형성될 거예요. 사실, 병원이라는 집단은 엄청난 파워관계로 얽혀있 잖아요.

● 저는 선생님의 문제의식은 알아요. 전공투 세대처럼 대립하고 적대한다면 일이 다 떨어져버리겠지만, 그래도 어딘가에 그런 의식이 남아있지 않으면 모든 것이 담합하여 윤곽이 보이지 않는 애매모호한 상황이 펼쳐지겠지요.

나카니시　그런 부분 때문에 지금까지 열심히 싸웠죠. 그래서 더 이상 그런 점을 의식할 필요가 매우 적어졌어요. 원래 《임상교육론》을 쓰게 된 계기는 누군가가 "교사라는 사람이 5분이나 10분 정도만으로는 학생들을 지도할 수 없다고 한다면 어떻게 하느냐"고 엉뚱한 트집을 잡아서였지요. 그래서 《임상교육론》을 쓰고, 이 내용이 5분이나 10분이면 완성되는지 스스로 생각해보라고 말해주고 싶었던 거예요.[14]

● 그런 트집을 잡은 사람이 누굽니까?

나카니시　간호과에 소속된 의사들이지요. 《임상교육론》은 내게는
일련의 싸움의 총괄편 같은 거에요. 지금 생각하면 그 외에도 잊기
힘든 싸움이 많았지요….

　상대는 생화학과 교수였어요. 그가 자신의 조교를 내 연구실로
보내서 내가 담당하고 있던 당뇨병 환자를 위한 간호의 교수 내용
의 일부와 관련해서 자신에게 인사를 하러 오지 않는 것은 괘씸하
다고 말했어요. 나는 "내 수업 내용에 대해서 남에게 고개를 숙여
야 하는 이유는 없다"고 냉큼 돌아가서 그렇게 교수에게 전하라면
서 그 조교를 돌려보냈고요. 그런데 그 교수는 덩치가 크고 힘이
센 사람이라 갑자기 두려워져서 사무실 직원에게 부탁하여 책장으
로 방문이 절반밖에 열리지 않도록 조치했어요. 그 덩치 큰 교수가
내 방에 들어오지 못하도록 말이죠.[15] (웃음)

14, 15　상당한 인간적 관계가 필요한 학생 지도를 5분이나 10분 만에 할 수 있다는 주장은
그야말로 학생 지도를 하는 사람을 무시하는 행위다. "그런 건 별거 아니잖아"라는 식의 멸
시라고 해도 좋을 것 같다. 그러니 나카니시 선생님의 분노는 당연하다고 생각한다. 여기
에서는 선생님의 《임상교육론》이 어느 의대교수의 보이지 않는 멸시 때문에 태어난 것임
이 밝혀지고 있다. 이렇게 반론함으로써 '복수'를 하는 행위는 여간해서는 할 수 없다. 선
생님의 명백한 의도는 그만큼 현장의 임상 지도의 현실주의를 복잡·정밀하게 함으로써 상
대방을 압사시키겠다는 것이다.
주석 15에서 선생님은 덩치 큰 교수와 대치하기 위해 자신의 방(연구실)에 바리케이드까지
쳤다고 했다. 나는 그 점에 놀라고 말았다. 간호학의 초창기에 고투와 고뇌를 했던 나카니
시 선생님이라는 특별한 인물이기에 이런 만화 같은 일도 해낸 것이다.

● 선생님은 그렇게 풍파와 같은 논의나 싸움을 지속해오신 거잖아요? 그런 일을 하노라면 힘들고, 정말 손이 떨릴 것 같습니다. 저는 더 이상 본심을 말하지 말자고, 이미 예전에 포기했어요. 선생님께서는, 그런 것에 상관하지 말고 해야 할 말을 서슴없이 해야 한다고 하셨지요.

나카니시 그러니까 40대인가 50대까지는 계속 그랬어요. 30대 때는 좀 더 심했고요. 문도 열지 못하게 한 적도 있어요.

그 교수가 불쾌해했던 점은, 내가 가르치는 당뇨병 간호의 일부, 그러니까 식품 분석이 그 교수가 가르치는 생화학·영양학의 내용과 중복되었던 거예요. 그러니까 그 교수는 자신에게 미리 양해를 구하지 않고서 식품 분석을 가르친다는 이유로 내가 개념이 없다며 화를 낸 거예요. 난 그렇게 덮어놓고 화를 내는 상황을 벗어났고요.

그런데 나중에 그 교수와 대학의 복도에서 마주친 적이 있는데, 자신이 이번에 책을 냈고 나에게 증정한다고 말하더라고요. 그래서 마음속으론 "그딴 거 필요없거든!"(웃음)라고 했지요.

고고함을 지키다

● 그런 현실은 선생님 자신이 어떤 의미에서 '만들었다'고 하면 만든 것이잖아요? 선생님이 아닌 다른 사람이, 더 착하고 온순한 사람이 그런 자리에 있었어도 가만히는 안 있었을 거예요.

나카니시 분명히 그랬을 거예요. 그런데 그러다가 내가 그 사람을 믿어준다든가 하면, 이번에는 그 사람이 나를 엄청나게 밀어내는 거지요. "나를 너 따위와 동일시하지 말라!"면서요.[16] (웃음)

● 저는 아주는 아니지만 선생님 흉내는 도저히 못 내겠어요. 하지만 저희들이 어떻게 해서든 배워야 하는 것은 그런 자세가 아닐까 생각해요.

나카니시 고고함을 지키세요.[17]

16, 17 나카니시 선생님은 한때 연구실에 바리케이트까지 설치하며 싸우셨고, 또 그 와중에 상대를 회유해버리기까지 하셨다. 하지만 그 상대에게 쉽게 영합하려고도 하지 않으셨다. 주석 17에서는 "고고함을 지키세요"라고도 하셨다.
'대립'이란 확실히 신기한 것이다. 물론 대립은 의견이나 방침이 정면으로 반대되기 때문에 하는 것이다. 그런 경우에도, 길게 맞서는 동안, 서로 받아넘기는 일(협상)도 할 수 있게 된다. 결국 대립 자체가 자기 자신이 서있는 위치를 확실히 깨닫는 것으로 이어진다. 그렇게 해서 현 상황에 달관할 수 있게 된다면 대립과 협상의 와중에도 고고함을 유지할 수 있다. 즉, 그런 건 폐쇄적인 고립이 아니라 상대의 이의 제기와 그에 따른 대립을 의식하고, 결국 나를 따르도록 만든다는 것을 연상시킨다.

● 좋습니다, 그런 말투. 선생님의 그렇듯 살아있는 악전고투의 결과를 전할 수 있다면 좋겠네요.

나카니시　그건 "노No'라고 말하는 간호사(제4장 참조)'에 들어있는 내용이에요.

한마디로 말하면 내용이 없는 것에 대해서는 말하지 말 것![18] 이건 '창의력'에 대해서도 마찬가지겠지요. 발상의 전환이 전혀 이루어지지 않는데도 내용도 없는 걸 미사여구로 포장해대는 게 요즘 간호계지요. 하지만 부끄러운 일임에도 바깥세상에서는 누구나 귀찮아서 그런 것을 지적하지 않으려고 해요.[19]

● 선생님이 말씀하시는 '현실주의'라는 것도 바로 그런 현상에 대한 비판이로군요. "현실에 있는 것을 바로 직시하고, 일단 그것부터 해결하면 좋지 않겠는가?" 그리고 "당신의 적은 누구인가?" 그렇게 말씀하시면서요.

나카니시　그렇지만 적이란 모든 사람들에게 공통된 존재는 아니에

18, 19 "내용이 없는 것을 있는 것처럼 위장하는 것"을 의미하는 나카니시 선생님의 표현 중에는 이를테면 '짙은 화장'이라든가 '유형화' 같은 말이 있다. 그리고 그러한 표현의 의미의 중요한 부분은 '거짓을 말하는 것'과 '기만' 등이다. 이러한 것들을 인정하고서 정면에서 마주 보는 것이 선생님이 보시기에는 가장 중요한 윤리적 원칙이자 바로 현실주의인 것이다.

요.[20] 지금은 그런 단순한 시대가 아니니까요. 물론 자신의 적이 무엇인지 모르더라도, 그러한 적 자체가 행동의 드라이브(원동력)가 되긴 하지요.[21]

운동화와 권투장갑을?

재밌네요. 물론 간단히 '아무개가 적'이라고 할 수도 있지요. 하지만 누군가가 "어디에 있는 어느 놈이 적인가?"라면서 따지고 든다면 말하기가 어렵지요.

나카니시　뭐라고 답을 해야 할지 모르겠지만, 이를테면 약으로 인한 피해에 관한 논문을 읽어보세요. 이제 환자를 둘러싼 요소들 중 대부분이 적이니까요. 간호교육이라는 것은 그러한 것에 대해 제대로 가르쳐야 합니다.

● 그렇다는 건 사물과 자신 사이의 윤곽을 스스로의 눈으로 잘 파악하라는 겁니까?

20, 21　'이 세상 모든 사람들에게 공통되는 적'이란 없다, 심지어 개개인의 적조차 분명치 않다. 그만큼 요즘 시대는 복잡하고 다양하게 분열되어있고 분분하다. 그러므로 실속 없는 껍데기나 두껍게 장식한 현실에 현혹되지 말고, 그 중심에 있을 '적의 또 다른 적'을 찾아라, 그것이야말로 살아가는 원동력이 된다는 것이 나카니시 선생님의 주장인 것이다.

나카니시　아니, 정말로 파악하려고 한다면요, 어쨌거나 배제하거나 거부하고 싶은 게 나올 거예요.[22]

● 배제한다는 것은 즉 "자신의 판단으로 그것이 가치가 있는지를 결정하는" 건가요?

나카니시　그렇지요. 그렇지만 그런 걸 전할 때에는 이미 가치가 판단된 상태죠. 그러니까 그 경계 안에서 적이 모습을 드러내고 있는 겁니다. 내가 제일 싫어하는 건 약자를 괴롭히는 거예요.[23] 그래서 약으로 인한 피해에 관한 책은 보기만 해도 찢어버리고 싶어요. 그리고 저는 반창고와 머큐로크롬, 멘소래담만 있으면 된다고 생각해요. 그런 걸로는 적과 싸운 다음 치료는 할 수 있으니까요.[24]

● 간호 속에 있는 적과 싸우면서 치료도 하는 거군요?

22, 23　'적 가운데에 있는 적'이란 '무엇인가가 계속 일어나는 상황'을 의미한다. 나카니시 선생님은 구체적으로 약에 의한 피해 사례를 들었다. 즉, 약에 의한 피해 사례들에 대해 정말로 깊이 생각하면서 이해하려고 한다면 '묻지도 따지지도 않고 받아들이는 것'과 그렇지 않은 것으로 나뉠 것이라고 말씀하신 것이다.

　　여기서의 논점은 선생님이 말하신 "약한 사람을 괴롭히는 것이 싫다"는 본질적인 윤리적 관점이 현실을 선택적으로 주시하게 할 수 있다는 것이다. 반대로 만약 그런 본질적인 관점(= 필시 선생님이 말하신 '분노')이 없으면 적은 아무리 시간이 지나도 모습을 드러내지 않을 것이다.

24　'반창고와 머큐로크롬 그리고 멘소래담'이라는 것도 색다르다. 나카니시 선생님의 말씀대로라면 이들은 단순한 상비약이 아니라, 현실을 마주 보고 그 거짓이나 기만과 격투할 때의 상비약인 것이다. 나카니시 선생님의 지론인 "상처를 만들고, 그것을 처리하면서 진행하는, 즉 언론과 행동으로"라는 규칙을 의미하는 것이다.

나카니시　그래요. 나같이 머리를 멍청하게 만든 다음에 한번 걸어보면 돼요.

● 그런데 저는 저 나름대로 어찌어찌해보기는 하겠지만, 결국 해본다고 해도 아주 망칠 것 같네요. 그렇게 되면 그냥 끝인 거고요.

나카니시　아니에요. 한 게 아니에요. 하지 않으셨어요.

침착하게 안정되지 않았으니까요. 내가 일찍이 어느 병원에 갔을 때였어요. 간호사 복장을 하고 앉아있으니까 간호부장이 "그런 복장을 하고서 누구를 관리할 거야?"[25]라고 물었어요. 무슨 말인지 몰라 멍하니 쳐다보고 있으니, 그분이 "운동화 신고 권투장갑이라도 착용하고 오라"[26]고 농담했는데, 그분은 당신이 싸울 상대를 완전히 잘못 알고 있었던 거죠. (웃음)

그리고 이건 다른 이야기지만 내가 병원에서 잘못해서 간호과장 회의를 하고 있는 방에 들어간 적이 있어요. "죄송합니다, 늦었습니다!"라고 말하며 들어갔더니, 학생이 없는 거예요. 실례했다고, 잘못 알았다고 하니 그때 간호부장이 상당히 큰 목소리로 "자자, 그

25, 26　이것도 주석 24가 발전한 형태인 즉, '싸울 상대(= 적)'를 찾으려고도 의식하려고도 하지 않는 상황에 대한 강렬한 야유인 것이다. 물론 간호부장이 "운동화 신고 권투장갑이라도 착용하고 오라"고는 말하지 않을 것이다. 그만큼 나카니시 선생님의 마음속에서 분노가 소용돌이치고 있었다. 그러나 안타깝게도, 그것이 도를 넘고 있으므로, 아마 정작 간호부장에게는 아무것도 알려지지 않았을 가능성이 높기에 이중으로 재미있다.

렿게 말씀하시지 말고 선생님도 이리 오세요. 여기 자리 비었어요."

● 그렇게 들어가시게 됐군요. 어디에서도 적극적이면서도 두려워
하지 않고 상대의 품안에 들어가시네요.

나카니시   상대가 있었으니까요. 학생들도 있고요.

● 그렇다 치더라도 운동화에 권투장갑 정도는 착용하고 오라는
말은 강렬하네요. 간호부장은 무슨 일이 일어났는지 몰랐던 것 아
니에요?

나카니시   뭐, 그렇지요. 섣불리 알 수 있게 말해도, 안타깝지만 무리
겠지요.

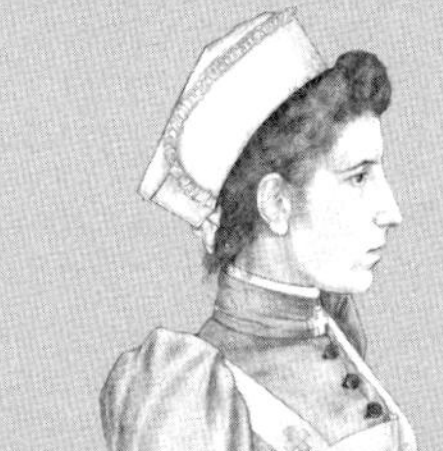

NO라고 말하는 간호사

제11장

간호에 자유와 즐거움을!

연구자의 자율성이 죽었다

나카니시　STAP(Stimulus-Triggered Acquisition of Pluripotency) 만능세포 사건(2014년 일본 과학계를 뒤엎은 오보가타 하루코[30세]의 STAP 만능줄기세포 논문 조작 사건_옮긴이 주)에서 묵인되고 있었던 것은, 연구자의 자율성 문제라는 거예요. 연구자란 출판사의 편집부 직원처럼 조직으로부터 일일이 통제를 받는 게 아니니까, 자유롭게 돌아다니도록 내버려두지 않으면 창의력을 발휘할 수 없지요. 하지만 여론은, 이런 것과는 상관없는 앵커들이 이끌고 있으니까, "왜 상사가 논문을 보지 않았느냐?"라든가 "관리가 부실했다"

같은 소리만 하고 있는 겁니다.

● 최근의 논조는 실험 노트든 뭐든 하루가 끝날 때마다 한 장, 한 장 확인하고, 마지막에는 제삼자에게 도장까지 받게 되어있는 것 같습니다만….

나카니시　그렇게 되면 다시 연구자의 자율성이 죽어버리죠.[1]

저는요, 연구 기관도 조직인 이상 자금의 흐름에 관해서는 제대로 관리하지 않으면 안 된다고 생각해요. 그렇지만 연구자의 자율성이라는 것은 전혀 다른 차원의 문제예요.

● 그건 알고 있습니다만, 한편으로 저런 '오보가타의 실험노트(이화학연구소인 리켄RIKEN의 실험노트로, 오보가타에 의해 조작되었다._옮긴이 주)' 같은 이야기와 관련해서는, 선생님이 말씀하시는 교육 문화의 형성이나 전승과 같은 이야기는 어떻게 되는 거죠?

나카니시　그건 오보가타 씨가 자라났던 환경에 학문을 키우는 문화가 부족했기 때문이에요.[2]

1, 2　STAP 만능세포 사건에 대한 나카니시 선생님의 주요 주장은 주석 1과 같이 연구자의 자율 또는 자유에 관한 것이다. 관리되고 감시받는 곳에서는 진정한 창의력이 발휘될 수 없다는 것이다. 그뿐만 아니라 주석 2와 같이 이 문제는 확실히 과학에 관한 것이라지만, 문화 형성과 전승이라는 의미에서는 가능하지 않았고, 빈곤하기까지 하다고 비판하는 것이다.

그러니까 역시 교육은 문화인 거죠. 문화는 침투해가는 겁니다. 그러니 개인이나 그룹이 입에서 입으로 가르치면 되는 게 아니예요. 오히려 어떻게 '창의적인 문화'를 만들것인가에 확실하게 맞춰야 해요. 하지만 저는 그런 것을 이제부터 할 마음은 전혀 없어요.

● 그래도 저런 문제가 생겼다는 것은, 일본이라고 해도 될지 모르겠지만, 현대 교육의 방식 자체에 문제가 없느냐고 묻고 있어요.

나카니시 아니, 아니요. 그렇게 일반화할 생각은 없어요. 그 문제를 거론한 건 바보 같은 기자들과 앵커들에게 쥐어 흔들리는 것에 대해 말하려고 해서였어요. 그러니까 본질에 다가가는 논점에 대해 깊이 연구하는 논의를 대학원이나 연구자 자신이 하지 않으면 어떻게 되겠냐는 거예요.

주석 2의 논점은 이 문제에서 상당히 일반적인 지적 비판점이었다고 본다. 그러니 과학자로서의 기초적인 능력과 교육에 대해 묻더니, 나아가서는 윤리와 규범의 문제로까지 발전한 것이다. 이는 어느 정도 불가피한 전개인지도 모르겠지만, 선생님은 어디까지나 그것을 주요한 논점이라고 하지 않고 "연구자의 창의력을 위한 자율과 자유가 중요하다"고 하신 것이다. 선생님의 간호교육에 대한 규율이라든가, 규범적으로 유형화된 교육에 대한 강한 비판을 생각하면 수준이 다르다고 할 수도 있고, "개인을 속박하기보다는 자유롭게 하는 쪽이 학문적으로는 본질적으로 중요하며 우선되어야 한다"는, 그러니까 선생님다운 주장인 것이다.

학문적인 놀이가 재미있다

나카니시 그런데 교토 대학에서 정년퇴직한 교수들이 쓴 《최종 강의》가 대단히 재밌었어요. 각각의 선생님들이 지나온 세월과 미래에 대해 쓴 것인데, 그 과거 부분이 굉장히 재밌었어요.

● 어떻게 재밌다는 겁니까?

나카니시 음, 놀이요. 학문적으로 놀이를 하고 있어요. 노하우교육에는 '놀이'라고는 일체 없으니까요.[3]

과학 탄생의 계기란 것이 옛날 유럽 귀족들의 놀이잖아요. 귀족들이 시끄러운 속세로부터 방해를 받지 않으면서 자신들이 재밌다고 여기는 것을 열심히 할 수 있도록 산 쪽에 넓은 땅을 확보하고

---

3 '놀이'라는 것은 나카니시 선생님에게도 키워드일 거라고 생각한다. 다만 그 의미는 오히려 사물이나 사고를 하는 데 있어서의 틈새나 자유도의 확대 같은 의미일 것이다. 학문적으로 '놀고 있다'고 하면 무엇인가에 얽매이지 않는 자유로움에 따라 학문을 한다는 뜻일 것이다.

그런데 선생님은 저서인 《방법으로서의 간호 과정》(92~98항)과 《임상교육론》(42~52항)에서 각각 창의력과 상상력에 대해 흥미로운 논의를 전개했는데, 그러한 내용에도 '놀이'는 나온다. 내 나름대로 정리하자면, 창의력(creativity)에는 사고와 언어의 새로운 결합에 따른 발견이 필요하지만, 그 과정에서 상상력을 빼놓을 수는 없다. 상상력에는 ① 말의 어감(탄력성 있는 해석), ② 놀이(현실 초월), ③ 공감 능력이 필요하다. 게다가 상상하는 것이 허용되어야 하고, 그 대상이 되는 정보도 풍부하게 존재하는, 즉 분절화라는 사회적·환경적 자유가 필요하다는 것이다.

따라서 앞서 말한 상상력의 요소로서의 놀이에 대해 좀 더 보충 설명을 하자면, 놀이란 현실에 얽매이지 않는 얼터너티브alternative(대안, 선택 가능)한 발상과 사고라는 것이다. 그것이 결국 옆에서 보면 '몽상적인 놀이 그 자체'로 보여도 이상하지는 않다.

작은 집을 만들어 연구실로 썼죠. 그랬더니 정보 수집 능력이 있는 젊은이들이 그 사람들은 뭔가 즐거운 일을 한다고 생각했고, 그래서 그 연구실로 모여들면서 과학 분야의 학생들이 되었지요.

● 개인 교수나 도제 제도 같은 형태로 말이지요?

나카니시　뭐랄까, 글쎄, 개인의 취미죠. 민들레 씨앗을 찾아보거나, 나비를 비교해보거나 같은 것이요.

● 그렇듯 학문의 소박한 시작이라는 것은, 완성되면 완전히 형식화되고, 아스팔트 도로처럼 포장되니까, 재미도 무엇도 없어져버리긴 하죠.

나카니시　그렇게 재미없어지는 건 뇌세포가 박약해서에요. (웃음)
　시작할 때는 역시 '장치'가 필요했어요. 머리와 연필 한 자루면 된다는 것은 이론물리학에서의 이야기고요. 처음에는 관찰하기 위한 상자와 책장도 원했고, 아무튼 도구가 많이 필요했어요.

● 갈릴레오나 뉴턴도 그 무렵에는 자기 연구실에서 자기 손으로 이런저런 실험용 장치를 만들었으리라고 생각합니다.

나카니시　그러니까 과학이라는 활동을 하려면 종합적이고 열린 시야를 갖춰야 한다는 얘기죠. "선생님, 다음은 무엇을 해오면 됩니까?"라는 사람들에게 도대체 무엇을 기대할 수 있나요?[4]

과학이란 궁극적으로 언어다

● 그래서 선생님은 '과학론'이라든가 "과학이란 무엇인가?" 같은 질문에서 시작해야 한다고 보십니까?

나카니시　네, 과학이란 궁극적으로는 언어예요. "새롭게 발견된 현상을 어떻게 말로 표현할 수 있을까?", 이런 생각에 따라 개념화하고 정의를 내리지 않으면 시작할 수 없어요. 그래서 '체계'인 거고요.[5] 그런데도 만화책만 보던 사람이 갑자기 대학원에 들어오거나 해요. 누가 그런 사람을 신뢰할 수 있을까요?

● 확실히 논리의 핵심인 '언어의 정밀함'은 물론이고, 방법론적으

4　나카니시 선생님의 '놀이'는 서양의 르네상스로, 그러니까 과학의 본고장으로 향한다. 원래 과학이란 개인적인 취미나 놀이의 일종이었던 바, 그러한 활동에 도제 역할을 하려는 학생들이 모이면서 확산되었다고 한다. 선생님은 이에 대해, 현재 학생들과 비교도 하셨듯이, "과학이든 대학에서의 학습이든 누구에게도 강제를 받지 않고서 학생이 자율적으로 시작하는 것"이라고 말씀하신다.

로 엄격한 연구에 매달리지 말고 좀 더 저널리스틱한 방법을 쓰라고 선생님은 이미 말씀하셨죠(제6장 참조).

나카니시　그건 분명히 새로운 방법론이 될 수 있다고 생각합니다.

●　엄격한 방법론이 곧 과학이라고 믿는 곳이 있기에 선생님의 제안 자체가 "과학이란 무엇인가?"에 대해 생각하는 데 중요하다고 봅니다.

나카니시　그래도 그런 식으로 받아들이는 사람은 거의 없어요. 과학과 그 외의 학술은 전혀 다른 영역이라고 믿고 있어요.

●　간호학은 의학과 통계학 같은 자연과학계의 실험적 연구의 범절을 전통적으로 본받고 존중해왔어요. 그런데 거기에는 한계도 있으니깐 선생님은 그냥 다양한 방법론적 틀들을 시도하는 게 좋겠다는 것이군요.

나카니시　그것 말고도 나는 미국에서의 경험도 있고, 〈간호연구〉라는 잡지의 초창기에 편집에도 관여했던 경험도 있어요. 그래서 기존의 방법론적인 틀을 모두 버려야 한다고 말하는 건 아니에요. 나름의 존재 가치가 있으니까 그냥 내버려두면 좋겠다는 거죠. 제각

각인 발걸음을 억지로 가지런하게 만들 필요는 없잖아요.[6]

● 그런 영역의 넓이는 간호학에서는 그 자체가 도전적이라고 생각합니다.

나카니시 다만 '간호학뿐'이라는 것도 아니에요. 예를 들어 옛날 도쿄 대학교수의 일화로 이런 게 있어요. 그 교수가 어느 날 수업을 하려고 강의실에 가보니 상당수의 학생이 출석해있었대요. 출석한 학생들을 보면서 이런 말을 했다는군요. "너희들 이렇게 학교에 나와서 언제 공부할 거냐?"고요.[7] (웃음)

학생들이야 요즘 대학 규정상 3분의 2 이상 출석하지 않으면 정기시험을 치를 자격이 주어지지 않는다는 것 때문에 출석하는 거지만요.

5, 6 '과학'이라는 표현은 언어적으로는 단순하지만 나카니시 선생님에게는 중요한 논점이다. 그 근거 중 하나는, 선생님은 과학과 비과학을 구별하는 데 있어 형식적인 방법론상의 엄격함을 요구하지 않는다는 점이다. 그래서 저널리즘 같은 방법 등도 과학에 포함시켜 생각하라고 제의하셨다. 즉, 언어에 의한 표현과 그 전체적 구성이 충분히 타당하고 논리적이라면 그건 '과학적'이라고 해도 좋다는 것이다.
다만 선생님은 주석 6에서처럼 "형식적으로 엄격한 방법론은 언어화할 가능성이 없으니, 문제시하는 것은 할 필요가 없다"는 것이다. 방법론의 다양한 형태는 내버려두면 된다는 선생님의 표현은 약간 미묘하지만, 결국 그것은 언어가 갖고 있는 논리성의 유무라는 토대에서 판단되어야 하는 것이라는 의미다.

7 이 말은 정말 그렇게 믿고 있는 교원과 그것을 허용하는 시대가 있어야 비로소 가능한 것이다. 하지만 그러한 시대나 교원은 기대할 수 없을 것이다. 그러나 나카니시 선생님이 말씀하시는 학생의 학습 능력이라든가, 충분히 가르치지 않는 교육이 개선되리라는 기대 같은 것은 지향성志向性이 있는 궁극적 발언이라고도 할 수 있다.

● 그래서 출석 카드에 자필서명 등을 시켜 출결을 정확히 관리하는 곳이 많군요. 이전의 대학과 비교하면 최근 학생들은 상당히 여러 곳에서 관리를 받는 것 같아요.

나카니시 문부과학성은 지도력과 관리력을 다양하게 행사하려고 하니까요.

● 그러한 방법에 이쪽이 이용당하면서 교육현장이 점점 빈곤해져 간다면 최악이네요.

나카니시 그렇지요. 저 자신은 납득하지 않는데도 누군가가 시키면 엄청난 반발을 하지요. 하지만 자신이 그것을 하지 않는 한 그 무엇에 대해서도 내가 옆에서 이렇다 저렇다 말할 필요는 없다고 봐요. 직접 조를 생각도 전혀 없어요. 해야 한다고 생각하는 사람이 스스로 하면 좋겠어요.[8]

---

8 "이 또한 나카니시 선생님다운 독특한 허무주의다"라고 말하고 싶지만, 조금 다르다. "자신이 납득할 수 없고, 하지도 않은 일에 대해서는 말하지 말라"는 '비납득-언행불일치' 같은 것이 아니라, "자신이 안 하고, 하지도 않은 일에 대해서는 말하지 말라"의 '비주체-언행불일치'로서 언급하고 있는 것이다.
어쨌든 다양한 언행일치에 집착하시는 선생님이야 말로 금욕적이기까지 한 당사자 중심의 자율존중을 하고 계시는 것이 틀림없다. 세상에는 자신과는 관계없는 이것저것에 너무 심하게 간섭해서 소란을 피우는 사람들은 많지만, 이것에 대해서만이라도 깨끗하게 내 것과 남의 것이 분리되면 당사자 본인은 자립할 수밖에 없다. 이것이 선생님의 의도다.

● 그런 점도 어느 정도 가차 없으시네요. 선생님의 전문 분야는 간호학이었고, 정책론이나 제도적인 것에 대한 논객인데도, 어디선가 그런 것을 굳게 믿지 않았다고 할까? 아무튼 복잡한 점이 있네요.

나카니시 그러니까 그렇듯 체제와 타협하는 요소를 확실하게 담고 있는 것을 어떻게 믿고 살아갈 수 있어요? 그런 것은 인생의 이정표는 안 되겠지요.[9]

기본적으로 자유를 원한다

● 선생님은 수단으로서의 다양한 일들을 자신의 판단으로 취사선택하여 구사하는 활동을 하시지만, "그것이 전부라고, 옳다고, 그냥 해야 한다고는 생각하지 않는다"라고 생각하시는 거군요.

나카니시 맞아요. 기본적으로 자유를 원해요. 속박당하고 싶지 않아요. 그러니까 남을 속박하고 싶지도 않고요.[10]

---

9 나카니시 선생님은 간호에 관한 문제를 '간호교육'이라는 틀에서 파악하려는 것은 소극적이라고 보신다. 오히려 부정적이라고 해도 좋을 정도다. 하지만 그것이 의미하는 것은 "교육에서 할 수 있는 것은 원래 작으니까 지나치게 기대해서는 안 된다"는 것이다. 더구나 교육에서 할 일이 그만큼 지나치게 커진다면, 그런 세상은 무서울 것이라는 생각까지 가지고 계신 것 같다.

다만, 우선 간호교육은 '전문 교육'이에요. 전문 교육이라는 것은 받고 싶은 사람이 받으면 된다는 거죠. 그러니까 학생이 용감하게 입학한다는 것은 "어서 잘 속박해주세요"라는 의미인 셈이잖아요.[11]

예전에 내가 맡은 1학년 학생이 내 수업을 4회 연속 쉬고 싶다며 허락을 받으러왔었어요. 왜 4회 연속이냐고 물었더니, 데스에듀케이션death education(죽음에 관한 교육)의 특별 강의가 있어 전부 듣고 싶다더군요. 그래서 나는 "전혀 이의는 없다. 다만 내 수업을 4회나 결석하면 학점에 영향이 있으니 제대로 고려해보라"고 말했어요. 그 때문에 학점을 받지 못하는 일이 있어도 좋다면 그렇게 하라는 거였지요. 그랬더니 그 학생이 내 연구실을 나가지 않는 거예요. 그런 걸 그 학생은 불안하게 여겼던 거예요. 그 학생은 "데스에듀케이션 특별 강의에 가도 좋다"는 허락을 원했던 거죠.

● 그 학생은 좀처럼 선생님의 진의를 헤아리지 못했나요?

10, 11 "자유란 필연성의 통찰이다"라고 게오르크 헤겔은 말했다. 선생님이 말씀하시는 자유도 이와 가까울지 모른다. 필연성이라는 것은 일단 '예견이 가능한 사실'이지만, (나카니시 선생님의 경우) 인생에서는 다양한 경험을, 그리고 학문적 탐구 안에서도 많은 것을 얻고 있다. 그러니 선생님은 이러한 '필연으로부터의 자유'라는 것을 비로소 말할 수 있는 것이다. 즉, 무엇이 자신을 속박하는가(필연)를 알고 난 다음에 그것들을 선택 가능한 경우 그 것을 '자유'라고 말할 수 있지만, 주석 11과 같이 일단 전문 교육이라는 필연을 선택하면 "부디 나를 속박해주세요"라는 부자유도 된다. 단지 "부자유라는 필연을 안 이상 거기로부터의 자유라는 필연을 반대로 선택한다고 하는 자유도 열려있다"고 하는 의미에서는 자유와 부자유는 필연적으로 표리관계라고도 할 수 있다.

나카니시　아니, 그런 것도 아니에요. "나는 허락하는 입장은 아니다. 학비를 내는 쪽은 학생이고, 내 수업의 내용을 사는 것도 학생이니, 사고 싶지 않다면 버리면 그만이다. 그러니 내가 허락하든 않든 전혀 관계없다" 이렇게까지 말했어요.

● 수업에 나오거나 나오지 않는 것은 교원이 정하는 게 아니라 학생 자신이 정하는 것임을 그 학생은 깨닫지 못했나보군요.

나카니시　네, 그래서 그 학생이 무척 망설인 것 같아요. 수업에 나오거나 나오지 않는 것은 부모나 교사가 허락하거나 명령해야 하는 것이라고 믿던 거죠. 나 같은 교사는 처음 만났다더군요.

● 저도 비슷한 걸 느꼈습니다. 요컨대 특히 1학년이고, 하는 일마다 허락을 받으려는 학생이 있어요. "선생님, 이거 해도 되나요?"라고 물어보는 식이죠. 게다가 제가 하는 말에 일일이 "네, 네"라고 대답하는 거예요.

그렇게 하지 않으면 안 되는 것처럼 주입받았겠지요. 그래서일까요? 몸을 묶이면서 생긴 흠집이 많이 보이더라고요. 그런 교육에 길들여진 아이가 갑자기 대학에 왔고, "자기 스스로 판단하라" 같은 말을 들었으니 힘들 수 밖에요.

교원은 학생이 무엇을 잘하기를 바랄까?

나카니시　제가 어느 대학에서 국가시험의 보호자 안내 관련 집회 같은 것을 했을 때예요. 그때 교원들에게 미리 말한 게 "'우리들도 노력하니까, 여러분도 노력해주세요!'라고는 입이 찢어져도 말하지 말라"는 것과, "교원에게는 학생들이 국가시험에 응시하도록 교육할 책임은 있지만, 국가시험 수험용의 교육을 하는 노력 같은 것은 학비에는 포함되지 않는다"는 거였지요.

● 확실히 교원들 모두 "모든 비용을 전담한다"는 의식이 강했군요. 게다가 선생님이 우리 교사들에게 항상 주의시킨 것은 학생들에게 자기소개를 하면서 마지막에 덧붙이는 말에 대한 것이었습니다. 예를 들면 "그럼 여러분 잘 부탁드립니다"라고 말하지 말라 하셨죠. "교원인 당신들은 학생들이 무엇을 잘하기를 바랍니까?"[12]라고 하시면서 언제나 화를 내셨고요. 교원은 학생들이 잘하기를 바라는 일 없이, 반대로 학생들에 관해서 어떤 책임을 지는 입장일

12　"잘 부탁드립니다"라는 말은 인사나 편지 등에서도 일반적인 마무리 말로 자주 쓰인다. 그래서 이제는 별로 의미도 개의치 않고 일단 쓰는 편이다. 그래서 많은 교원들이 학생들에게 일상적으로 써온 이 말에 나카니시 선생님은 이의를 제기하신 것이다. 처음에는 그냥 (형식적으로) 하는 말인가보다 했는데, 선생님은 꽤 진지하셨다. 그리고 다시 생각해보니 선생님의 말씀이 맞다 싶었다. 선생님의 지적은 그 이유가 명확하고, 또한 그것을 교육적 메시지로서 강하게 고집하면서 표현하신다. 즉, 우리 교원들의 정신적 상태(사고방식)에 대해 선생님은 물으시는 것이었다고 생각한다.

것이라는 의미는 아니었나요?

나카니시 그래요. 그래서 "여러분 잘 부탁드립니다"라고 간호사가 학생들에게 처음부터 말하는 것은, 바로 그 간호사들이 가장 좋아할 '자율성'이 결여되었음을 아주 잘 보여주는 거지요.

● 교원은 학생들에게는 입버릇처럼 "대학에서는 주체적으로 배우세요"라고 말하지만, 아이러니하게도 자신들의 태도는 주체적이지 않고 잘못되어있어요. 그것을 날카롭게 파헤치는 선생님의 말씀을 들을 때마다 귀가 아팠어요.

나카니시 그건 언어적으로 빈곤해서지요. 사물에 대해 제대로 생각하고서 메시지를 보내지는 않잖아요. 원래대로라면 "여러분, 다 같이 힘냅시다!" 정도로 끝날 텐데요.

● 저도 그런 걸 상당히 의식하게 됐기에, 학생들 앞에서는 그 반대로 의존적인 말은 일절 하지 않게 됐거든요. 그러면 평판이 "나쁜 것! (웃음) 저 교사는 건방져! 신세지겠다는 말 같은 건 전혀 안 해"와 같은…. 게다가 나카니시 선생님은 "대학 생활은 너희들이 하기 나름이다! 생존하라!"와 같이 냉정하고 무뚝뚝한 말씀만 하시니까요.

나카니시 최종적으로는 학생들의 생존이 걸렸기 때문이에요.[13] 그런 의미에서도 간호만큼 오토노미autonomy(자주, 자치, 자율)가 튼튼하지 않은 집단은 없어요. 난 학술적인 학회에 많이 나가요. 거기 참가하는 여러 직종들 중에 주저주저하면서 밖으로 잘 내놓지 못하는 경우는 간호사들뿐이에요.

무엇이든지 시나리오, 시나리오는 이제 그만!

● 그런 일과 관련해서 생각나는 게 하나 있네요. 선생님이 대학에서 위원장을 맡으셨던 위원회에서의 일입니다. 예전에 FD(faculty development, 대학이 조직적으로 교육 내용이나 수업 방법을 연구하여 교원에게 연수하는 일) 활동을 기획하여 교원들끼리 그룹학습을 하기로 했었지요. 그중에 활동 내용의 시나리오 같은 것을 사전에 검토하기 시작했습니다만, 그때 선생님이 그런 일은 그만두라고 말씀하셨어요. "그곳에서 자유롭게 이야기하면 될 테니, 그렇게까지 보살필 필요는 없어요"[14] 라고 말씀하셨죠.

---

13 나카니시 선생님이 학생에게 격려의 말로서 "대학 생활은 생존이란다"라고 하시는 걸 사실 자주 들었다. 여기서 '생존'이란 단순히 살아남는다는 의미가 아니다. 자율적이고 전략적인 행동과 책임의 결과로서의 살아남음이고 달성이다. 따라서 이는 타인에게 의존하려는 학생의 사고방식에 일침을 놓으면서 그의 자립을 촉구하는 말인 것이다. 아무래도 좀 냉정한 격려이지만, 선생님은 약간 유머러스하고 아이러니컬하게 말씀하시니 미소를 짓게 된다.

선생님은 미리 테두리를 설정하는 걸 싫어하시죠? "모든 걸 준비하거나 제공하지 말고, 그 자리에서 일어난 걸 마주 보고, 자유롭고 활발하게 논의하면 되지 않는가?"라는….

나카니시 이 나라에서는 자신 안에 있는, 아이디어라고 해도 좋을지 모르지만, 아무튼 개운치 못한 감정을 드러내는 훈련을 고등학교까지의 교육에서 무서울 정도로 하지 않잖아요. 안 하잖아요? 그래서 갑자기 토론 같은 것을 하자고 하면 말도 못 꺼내잖아요?

● '앞을 내다볼 수 없는 토론'에 임한다는 건 분명 불안한 일입니다. 하지만 미리 시나리오 같은 걸 만들지 말고, 무슨 일이 일어날지 모르는, 보다 자유로운 분위기에서 토론을 하면 좋다는 말씀이시죠?

나카니시 네, 그것이 교육 방법의 본질 중 하나죠. 하지만 무엇을 하든 지금까지 해온 것을 다시 고치거나 미리 준비하는 데 몰두하고

---

14 흔한 일이지만 무엇인가를 기획하면 잘되도록, 성공하도록, 심지어 성공을 미리 예측할 수 있도록 예상문제집 같은 것이 아니라 시나리오 같은 것을 생각하기 시작한다. (이러한 공정표화·매뉴얼화는 간호교육현장 곳곳에서 뚜렷하지만) 이런 점을 나카니시 선생님은 마음에 안 들어하셨다.
생생한 논의를 좋아하는 선생님의 일면은 현장에서 상황을 구분해주는 역할이라든가, 항상 맨 앞줄에 앉아서 활발하게 발언한다든가, 상당히 개성적이다 싶을 정도로 신랄한 면에도 잘 드러나고 있다.

있어요.

이와 비슷한 일이 있었죠. 내가 매우 큰 충격을 받았던 일인데요. 뉴욕 대학에 있을 때의 워크숍에서의 일이에요. "너의 의견과 너의 보스의 의견이 맞지 않아서 아무리 서로 이야기해도 대립만 하게 될 뿐이라고 할 때, 본인이 하는 행동을 말하라"는 질문이 있었어요. 그때 처음으로 나온 의견이 "Kill him(그를 죽여라)"[15]이었지요. (웃음) 정말 놀랐어요. 그리고 선생님도 정말 칠판에 그렇게 쓰시지는 않으리라 생각했는데, 큰 글씨로 진지하게 "Kill him"이라고 쓰시는 거에요. 굉장한 세계잖아요?

● 일본에서라면 농담으로도 그런 말을 하지 못하지요. 머리에 떠올라도 설마 말하거나 하지는 않을 것 같은데요. 그뿐인가요? 말해야 하는 경우에도 하지 않기도 해요. 고상하다고나 할까, 주장하는 힘이 떨어진다고 할까….

나카니시　그러니까 일본에서는 초등학교, 중학교 교육 모두 억압적

---

15 "Kill him"은 분명 충격적이지만, 이것이 어떤 말투와 표정으로 했는지에 따라서도 의미가 꽤 다를 것이다. 다만 나카니시 선생님이 놀라셨던 모양으로 보면, 어느 정도 진지한 얼굴로 말했을 것이다.
협상의 순서는 우선 자기주장에서 시작되고, Kill부터 시작하는 상대라는 것도 단순하다면 단순하지만, 그 입장은 너무 급진적이다. 이에 대해 특히 주석 16과 같이 분명하게 말하지 않는, 일본인다운 애매함으로 본다면 무슨 일이 일어날까? 바로 논의를 시작하기도 전에 좌절해버릴 것 같다.

이에요.

● 그 주변에 출생과 양육, 그리고 교육 환경이랄까, 문화적·사회
적인 일본의 특성이란 것도 있겠지요?

나카니시　더구나 상황은 격세유전隔世遺傳하고 있다 싶어요. 그리고
분명히 밝히지 않아요. 항상 본질을 흐리지요.[16] 저는 대놓고 말해
요, 직언하는 거죠. 말하고 싶은 것은 확실하게 말하고요.

● 그렇지만 많은 사람들은 그렇게 못하지요. 선생님도 '직언'을 하
신다지만, 그건 야구로 비유하자면 직구가 아니라 변화구처럼 묘
하게 표현하는 거니까요. (웃음) 그 점이 역시 선생님의 언어 능력,
언어 감각이고요. 애매하지는 않게, 그러면서 상대방에게 전해지도
록 한다.[17] 그런데 어떻게 하면 효과적으로 전달할 수 있을까? 적인
상대방에게 전달할 수 있을까? 그야말로 내용은 "Kill him"이라더
라도, 그저 힘으로 상처만 주면서 하면 전해지지 않지요.

16, 17　회의 등에서 나카니시 선생님을 보면 확실히 "말하고 싶은 것을 말하고 있다"는 생각
이 든다. 다만 위압적인 분위기가 아니라 오히려 '놀이'라도 하는 듯한 여유를 느끼는 경우
가 많기는 했다. 하지만 어느 때인가는 한 참가자에 의해서 꽤 오랫동안 회의가 뒤얽히고,
선생님의 주장이 산산조각나기까지 했다. 그러자 선생님은 대담하게도 회의 자체를 취소
하셨다. 그 뒤 그 문제는 그대로 방치됐지만, 이상하게도 어찌어찌 가라앉으면서 수습되었
다. 일견 거칠었지만 사실은 매우 적절한 묘기를 선생님은 부리신 것이다.

나카니시 "Kill him", 정말 단지 두 단어짜리 말이었지요. 아주 충격적이었고요. 그에 대한 저의 대답은 굉장히 진부했어요. "Drink togerther(함께 마셔요)"라고 말했지요. 그랬더니 선생님이 "What do you mean?(무슨 말이에요?)"이라고 되물으시더라고요. (웃음) 미국에는 일본과 달리 "마시면서 이야기하면 해결된다"는 개념 같은 건 없는데 말이죠. 이렇듯 의미가 있고 없고 이전에 모두 자기가 할 말을 제대로 했어요. 그것이 일본과는 크게 다른 점이고요.

● 그리고, 또 하나 제가 말하고 싶었던 것은, 선생님께서는 의식하고 계신지는 모르겠지만, 언제나 누군가에게 뭔가를 가르치려고 애쓰고 계세요. 그러니까 제가 계속 느끼던 게, 선생님은 뭐라고 말씀하실 때마다 언제나 교육적인 발언을 하신다는 거였어요.

어디선가 '전신소설가全身小説家'라는 말을 들은 적이 있는데, 선생님은 그야말로 '전신교육자'가 아닐까 생각도 했어요.[18] 이렇게 말하면 "또 교육이야?"라고 대구하실 것 같지만, 아마 선생님은 그것이 '교육'이라고는 생각하고 있지 않으시더라도, 항상 주위에 영향을 주려고 하신다는….

---

18 '전신소설가'라는 표현은 작가인 고故 이노우에 미츠하루에 대한 호칭이다. 아마 그의 성장 과정이나 삶에 담긴 복잡한 의미를 표현하기 위해 그렇게 불렀던 모양이다. 내가 여기서 선생님을 '전신교육자'라고 부르고 싶었던 이유에도 그정도로 복잡한 의미는 없다. 요컨대 선생님은 특히 의식적이지 않으면서 역시 어딘가에서 남에게 주고 싶은 것을 많이 가지고 있는 사람인 것 같다. 그러니까 그 언행의 거의 모든 것이 남의 의식에 작용할 수 있는 풍부한 힘을 가지고 있다고 생각한다.

나카니시   그렇게 말하면 또 하나, 이번 캠페인성 (월드컵) 축구의 대소동, 그런 것도 반쯤 흘려듣는 거예요.

● 무슨 뜻인가요?

나카니시   "이겼다!"라고 누군가가 말하면, 모두 반드시 이겼다고 말해요. 결국 졌어도 말이죠. 그렇게 단순하게 열광하는 국민도 없어요. 나도 처음에는 이 나라 사람들이 그런 발언이 대중에게 어떤 영향을 미칠지 정도는 생각할 줄 알 거라고 여겼어요. 하지만 그렇지가 않더라고요. 요컨대 그때에는 그렇게 휘저어도 된다는 '자유'는 누려도 된다고 여긴 거지요.

● 휘젓거나 열광하는 자유는 있어도, 그것을 잘 지켜보거나 비판하는 좌표 같은 것이 이 나라에는 없지요.

나카니시   어렵군요. 자유를 압살당해본 역사가 없는 민족인지라 "자유는 이어져왔다"는 사고방식을 가져셔인지 '방만함'마저 지닌 거겠지요? 간호와 간호학의 '자유'에 대해 생각하는 경우에도, 내가 '비판'이란 무엇인가에 대해 말했듯이, 현상의 대상화와 그것을 보기 위한 기준, 그리고 원동력으로서의 이념이 없으면 행선지도 의지도 보이지 않는 사이비 사실주의에 지나지 않는 거예요.[19]

19 이 책을 쓰게 된 계기가 된 잡지 〈간호교육〉에서의 연재도 이미 후반에 접어들었을 무렵, 그러니까 교정 작업을 할 때였다. 나카니시 선생님에게서 "가급적《화이트헤드 교육론》 (호세이 대학 출판국, 1972, 저자인 앨프리드 노스 화이트헤드[1861~1942]는 영국의 철학자·수학자로서, 기호논리학記號論理學 확립자들 중 1명이다._옮긴이 주)을 읽어보라"는 권유를 팩스로 받았다(특히 '제4장. 기술 교육과 과학 및 문자와의 관계'는 꼭 읽으라고 하셨다). 나는 즉시 고서점에서 구입해 읽으면서 동시에 몇 가지 관련 문헌도 읽어봤다. 그러자 그곳에는 가끔 나카니시 선생님이 하신 말씀으로 오해할 정도로 감각과 경구가 넘치는 논의가 전개되고 있어서 매우 놀라웠다. 그래서《화이트헤드 교육론》이 나카니시 선생님의 교육론에 상당히 큰 영향을 주었다고 본다. 나카니시 선생님이 강조하신 제4장의 일부를 발췌해보니, 정신과 내면의 자유와 놀이(재미)에 관한 자유로운 논의의 일면이 나타나있었다. 그 내용은 다음과 같다.

"(전략) 중요한 것은 그러한 지식을 어떻게 얻었느냐는 과정입니다. 추출된 사실은 찌꺼기에 불과합니다. 문학은 우리의 생명이라고도 할 수 있는 상상의 세계, 즉 내면의 왕국을 표현한다기보다 성장하게 하기 위해서만 있는 것입니다. 그러므로 기술 교육에서의 문학적 측면도 학생이 문학을 즐길 수 있게 해주지 않으면 안 됩니다. 학생이 어떤 지식을 가지고 있는가가 아니라, 즐거워하고 있다는 것이 중요한 겁니다. 영국의 대학 당국은 그 권위를 배경으로 셰익스피어의 희곡으로 시험문제를 만들거나 함으로써 아이들의 즐거움을 파괴하고 있으니, '영혼의 살해자'라는 고발을 당해야 마땅합니다."(《화이트헤드 교육론》87항)

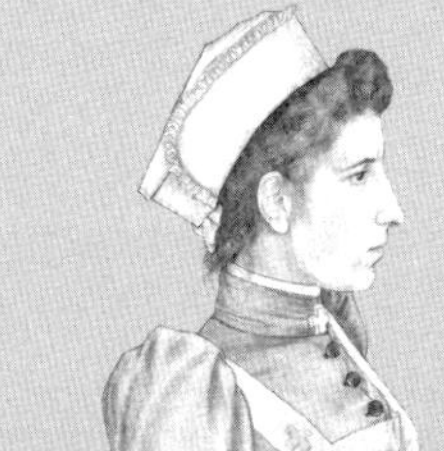

NO 라고 말하는 간호사

끝내면서

내가 처음 신임 대학교수로서 나카니시 학과장 밑에 부임한 것이 10년하고도 수 년 전 일이다. 대학교수란 어떤 것인지조차 모르던 나에게 나카니시 선생님을 만난 것은 대단한 행운이었다기보다도 충격 그 자체였다. "간호사를 망친 것은 간호교육이다"와 "'노No'라고 말하는 간호사를 키워라" 같은 말을 들었을 때의 놀라움과 충격은 실로 상당했다. 그 후 여러 번 반복된 학과장실에서의 '선禪의 공안供案'(선불교에서 스승이 제자에게 문제를 내주어 스스로 생각하도록 이끄는 것이다._옮긴이 주)과 같은 즐겁기도 하고, 지적으로 이상한 교환을 하고 있는 사이에 나는 몇 개의 〈나카니시 어록〉을 이른바 내면의 언어화하고 있는 자신을 발견했다.

그 후 나는 대학교수로서의 도덕성의 '대부분'을 나카니시 선생님의 말씀으로 지탱해왔다고 해도 과언이 아니다. 단지, 이제 나는 나카니시 선생님 문하에서의 도제적인 교육 기간을 마치고, 나 자신을 반추하며 전달해야 한다. 아직 실천할 입장은 아니지만 현실이 너무나 벅차 내 안의 〈나카니시 어록〉이 닳아 떨어지기 시작하고 있었다. 그런 와중에 다시 선생님의 생생한 말씀과 목소리에 귀를 기울일 수 있는 기회가 이렇게 왔고, 그 강도와 소탈함과 고집을 느끼면서 더욱 새로운 발견과 놀라움을 맛볼 수 있었다.

특히, 선생님이 주로 거론하시는 '현실주의'는 때로는 허무주의에 가깝다는 것을 강하게 느꼈다. 현재의 간호와 간호학의 현실이 일본인의 문화와 사회 그리고 역사에까지 기인하여 다루어질 때, 그것은 쉽게 바꾸기 어려우며 저항할 수조차 없는 것으로도 간주된다. 그 점 때문에 선생님의 허무주의도 극에 달하지만, 반대로 그러한 사실을 망각하지 않고 마주 보는 곳에서 지금 있는 것을 뛰어넘는 현실주의의 가능성도 다시 열리게 된다.

이렇듯 부조리라고도 해야 할 '허무주의'와 '현실주의'는 선생님의 독특한 사고회로와 언어 표현 속에서 여러 간선회로를 만들면서 끈질기게 연결되고 있다. 예를 들면 '필요악'이나 '짙은 화장', '유형적·경전적 사고' 같은 독특한 허무주의적 표현은 현재의 간호교육의 현실을 실질적인 크기의 살아있는 말로 나타내는 데 성공했다. 게다가 선생님은 이러한 현실에 도전하기 위한 행동이나 생각을 다양한 경구와 함께 이끌어낸다. 그 핵심은 현실에 대한 강한 분노이지만, 그래도 즉각 정서적이고 이념적인 언사로 비약하기보다 어디까지나 현실과 자기 자신의 감각에 기인한 '거짓 없다 = 사실주의적 표현'에 그치는 것이다.

예컨대 "노No'라고 말하는 간호사'라는 표현이 분명한 이상이나 이념을 그대로 표현한다고 말하기는 어렵고, 어쨌든 지금 있는 현실에 몸을 두고 이의를 제기하기 위한 복잡한 실천적 방법을 선생님의 독자적인 '생생한 표현'으로 바꾼 것이라고 해야 할 것이다. 이런 현실에는 오해가 따르기 쉽다는 식의 일종의 '독'이 포함되어 있으나, 그것 또한 너무 완고한 현실에 끈질기게 대처하기 위해서라도 필요한 것이다. 즉, 그것은 깊은 문제의식 속에 가라앉아있던 '허무주의'가 '분노'와 함께 현실에 항거하는 형태로 나타나는 데 필요한 무엇인가인 것이다.

선생님은 그런 실천적 이념이라고 해야 할 것을 굳이 '현실주의'라 하고, 더구나 그것을 완강하게 지금 있는 자신과의 직접적인 감각과 관계 속에서만 알려고 하신다. 그것은 일종의 우직한 '어니스트honest = 정직성'이며, 스스로 지켜야 할 것으로 여기고서 지키려는 삶(행동과 언어 표현의 일치)에 대한 한결같은 집념처럼 보인다. 그리고 아직 그 열의와 의지를 잃지 않는 선생님을 온몸으로 느끼면서, 생생한 꿈을 꾸듯이 가슴 뛰는 시간을 보낸 것을 마음으로부터 감사드리고 싶다.

나카니시 선생님은 2015년 5월 4일에 작고하셨다. 돌아가시기 전날까지 선생님은 이 책의 최종 교정에 임하셨으며 마침내 완성시키셨다. 어쩌면 이 책은 선생님의 유언이 되고 말았다. 그만큼 선생님이 이 책에 의해서 후세에 맡기려는 생각은 강하고 절실한 것임에 틀림없다고 다시금 생각한다.

이 책을 출판하는 데 도움을 주신 분들은 다음과 같다. 토리하라 마키코 씨는 몸이 편찮으시던 나카니시 선생님을 도와 함께해주셨다. 의학서원 사의 후지이 나오코 씨는 이 책의 집필 계기가 된 잡지 〈간호교육〉에서의 연재가 끝까지 이루어질 수 있도록 이끌어주셨으며, 마지막에는 이렇듯 단행본으로까지 멋지게 만들어주셨다.

선생님과 함께 마음으로부터 깊은 감사를 드린다.

마츠자와 가즈마사

* 이 책은 2014년 1월부터 1년간, 잡지 〈간호교육〉에 연재된 '간호사여, 현실주의자가 되어라! 나카니시 무츠코가 전하는 간호와 교육'을 정리하여 가필과 수정을 더한 것이다.

저자 소개

저자 나카니시 무츠코(中西睦子)

1937년에 태어나 1958년 시즈오카 적십자 고등 간호학교를 졸업한 후, 시즈오카 적십자병원에 근무했다. 1986년부터 일본 적십자 간호대학 교수, 1992년부터 히로시마 대학 의학부 보건학과 교수, 1996년부터 고베 시 간호대학 교수 겸 학장, 2002년부터 국제의료복지대학 보건학부 간호학과 교수 겸 학과장과 대학원 교수직 등을 역임했으며, 2015년 5월에 작고했다. 전문 분야는 간호관리학, 간호 정책과 제도론, 간호윤리였다. 주요 저서는 《임상교육론 – 체험하고 나서 말로》, 《방법으로서의 간호과정 – 성립 조건과 한계》, 《간호에서 사용하는 영어》, 《간호관리개설》, 《간호서비스관리》 등이 있다.

집필·구성 마츠자와 가즈마사(松澤和正)

1957년에 태어나 게이오 의숙 대학 대학원 공학연구학과 석사과정을 수료했다. 2004년부터 국제의료 복지대학 교수, 2009년부터 치바 시립 보건의료대학 건강

학과부 간호학과 교수, 2011~2012년 동 대학 학과장, 2015년부터 데이쿄 대학 의학기술학부 간호학과 교수직 등을 역임했다. 전문 분야는 정신간호학, 임상민족지, 간호사상사 등이다. 주요 저서는 《보도사진가, 오카무라 아키히코 – 전쟁터에서 호스피스로의 길》,《내러티브narrative(이야기)와 의료》(공저),《임상으로 쓰는 – 정신과 간호의 민족문화 기술지》등이 있다.

옮긴이　이민자

동덕여자대학교 일문과를 졸업하고, 동방대학원대학교에서 자연(심리)치유학을 공부했다. 현재 의학, 간호 관련 번역가로 활동하고 있다. 옮긴 책으로《질환별 간호 과정》2, 3, 4권,《간호사 프로를 위한 기본 간호 기술》,《환자 안전 WORKBOOK》,《환자안전 RCA 분석 IMSAFER》,《환자 안전 FMEA : 기본 개념과 활용》,《Excellent Nursing – 잘되는 병원의 간호사는 어떻게 일하는가?》등이 있다.

NO 라고 말하는 간호사

2017년 08월 01일 1판 1쇄 박음
2017년 08월 07일 1판 1쇄 펴냄

지은이 나카니시 무츠코
집필·구성 마츠자와 가즈마사
옮긴이 이민자
펴낸이 김철종
책임편집 장웅진 **디자인** 정진희 **마케팅** 오영일
인쇄제작 정민문화사

펴낸곳 메디캠퍼스 (주)한언
출판등록 1983년 9월 30일 제1 - 128호
주소 110 - 310 서울시 종로구 삼일대로 453(경운동) KAFFE빌딩 2층
전화번호 02)701 - 6911 **팩스번호** 02)701 - 4449
전자우편 haneon@haneon.com **홈페이지** www.haneon.com

ISBN 978-89-5596-793-7 13510

이 도서의 국립중앙도서관 출판예정도서목록(CIP)은 서지정보유통지원시스템
홈페이지(http://seoji.nl.go.kr)와 국가자료공동목록시스템(http://www.nl.go.kr/kolisnet)에서
이용하실 수 있습니다.(CIP제어번호: CIP2017017434)

한언의 사명선언문

Since 3rd day of January, 1998

Our Mission – 우리는 새로운 지식을 창출, 전파하여 전 인류가 이를 공유케 함으로써 인류 문화의 발전과 행복에 이바지한다.

– 우리는 끊임없이 학습하는 조직으로서 자신과 조직의 발전을 위해 쉼 없이 노력하며, 궁극적으로는 세계적 콘텐츠 그룹을 지향한다.

– 우리는 정신적, 물질적으로 최고 수준의 복지를 실현하기 위해 노력하며, 명실공히 초일류 사원들의 집합체로서 부끄럼 없이 행동한다.

Our Vision　한언은 콘텐츠 기업의 선도적 성공 모델이 된다.

> 저희 한언인들은 위와 같은 사명을 항상 가슴속에 간직하고
> 좋은 책을 만들기 위해 최선을 다하고 있습니다.
> 독자 여러분의 아낌없는 충고와 격려를 부탁드립니다.
> · 한언 가족 ·

HanEon's Mission statement

Our Mission – We create and broadcast new knowledge for the advancement and happiness of the whole human race.

– We do our best to improve ourselves and the organization, with the ultimate goal of striving to be the best content group in the world.

– We try to realize the highest quality of welfare system in both mental and physical ways and we behave in a manner that reflects our mission as proud members of HanEon Community.

Our Vision　HanEon will be the leading Success Model of the content group.